糖尿病肾病 健康管理策略

把糖尿病肾病说清楚讲明白

名誉主编　陈江华

主编　王　锋　刘章锁　刘东伟

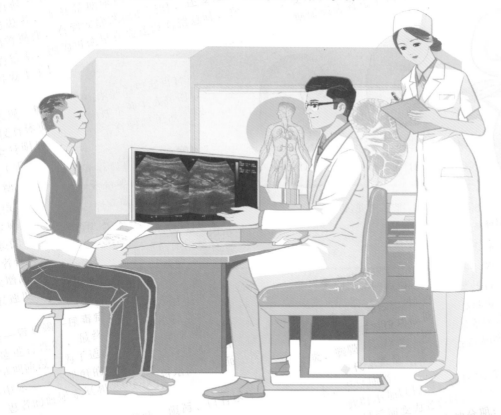

郑州大学出版社

图书在版编目 (CIP) 数据

糖尿病肾病健康管理策略 / 王锋，刘章锁，刘东伟主编 .— 郑州 : 郑州大学出版社 , 2022.1

ISBN 978-7-5645-8234-0

Ⅰ . ①糖… Ⅱ . ①王 … ②刘 … ③刘 … Ⅲ . ①糖尿病 – 肾病 – 诊疗 Ⅳ . ① R692

中国版本图书馆 CIP 数据核字 (2021) 第 204701号

糖尿病肾病健康管理策略

TANGNIAOBING SHENBING JIANKANG GUANLI CELUE

策划编辑	韩 晔 李龙传		装帧设计	曾耀东
责任编辑	李龙传		插图设计	耀 东 鹏 程
责任校对	张彦勤		责任监制	凌 青 李瑞卿

出版发行	郑州大学出版社		地　址	郑州市大学路 40 号 (450052)
出 版 人	孙保营		网　址	http://www.zzup.cn
经　销	全国新华书店		发行电话	0371-66966070
印　刷	河南文华印务有限公司			
开　本	710 mm×1 010 mm　1 / 16			
印　张	13.25		字　数	190 千字
版　次	2022 年 1 月第 1 版		印　次	2022 年 1 月第 1 次印刷

书　号	ISBN 978-7-5645-8234-0		定　价	49.00 元

作者名单

名誉主编：陈江华

主　　编：王　锋　刘章锁　刘东伟

副 主 编：汪年松　潘少康　刘风勋

编　　者：（按姓氏笔画排序）

王　锋　王玉珏　方　艺

尹建永　刘　丽　刘风勋

刘水英　刘东伟　刘育军

刘宣辰　刘章锁　江　蕾

李军辉　吴　鹏　汪年松

张芳菲　张栋梁　张海英

陈玉强　段家宇　周思捷

费　杨　高　丹　郭　丰

郭醉爽　梁　艳　程东生

潘少康

顾　　问：刘必成　孙　林　秦贵军

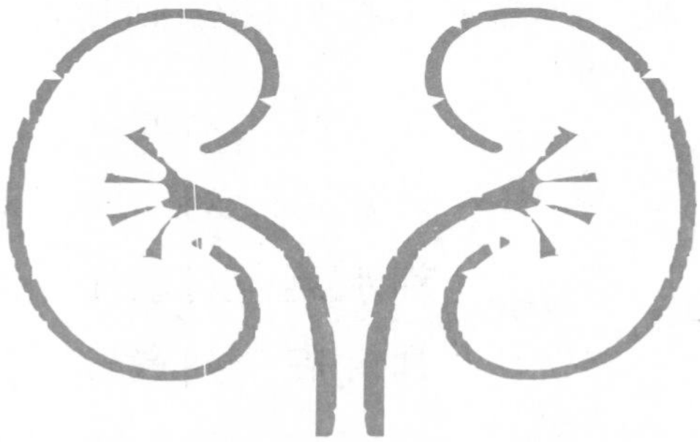

出 版 说 明

　　糖尿病是一种常见病与多发病，严重危害人类健康。糖尿病肾病是糖尿病的严重并发症，是主要致死、致残原因之一，其起病隐匿，后期进展迅速，治疗困难，透析生存时间短，是我国终末期肾病透析的第2位原因，如何早期诊断与防治是医学界研究的热点与难点。糖尿病肾病的患者教育也是亟待加强的临床工作之一，直接影响到该病的早期发现与预后。

　　目前，广大患者和家属在糖尿病肾病的认识上存在很多误区，治疗上也很不规范。编者及其所在单位长期从事糖尿病肾病的临床与基础研究工作，尤其是开展肾脏病健康教育多年。在多年工作积累基础上，编者组织各位专家编写了这本糖尿病肾病的健康教育读物，供广大糖尿病患者、家属及医务工作者参考。

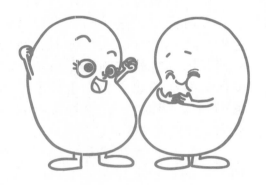

目 录

第一章

发现糖尿病肾病

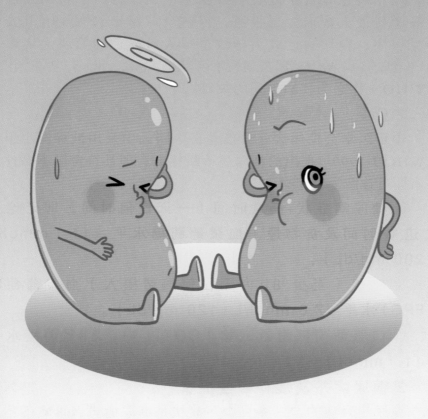

认识糖尿病肾病

1.糖尿病的定义

糖尿病是一种常见的慢性非传染性疾病。它主要是因先天性或后天性体内胰腺分泌胰岛素不足、胰岛功能失调所致。糖尿病危害巨大，会导致多种严重的并发症，病死率高。资料显示，糖尿病是下肢截肢和成人新发失明的首要病因，糖尿病患者发生冠心病、脑卒中、尿毒症、失明的危险性高于普通人数倍。据报道，目前全球每年约有380万人死于糖尿病，糖尿病已成为导致全球人口死亡的第四大疾病。由于糖尿病给人类带来的巨大危害，世界卫生组织（WHO）称之为"21世纪的灾难"。

2.什么是糖尿病

中华医学会糖尿病分会推荐在中国人中采用世界卫生组织（WHO）1999年提出的糖尿病诊断标准，即凡符合以下条件之一者即可诊断为糖尿病。

(1)糖尿病症状+任意时间（一天任何时间，即无论上次进餐时间及食物量）血浆葡萄糖水平≥11.1 mmol/L（200 mg/dL）。

(2)空腹（至少8h内无任何热量摄入）血浆葡萄糖（FPG）水平≥7.0 mmol/L（126 mg/dL）。

(3)口服葡萄糖耐量试验（OGTI）中，2h葡萄糖水平≥11.1 mmol/L（200 mg/dL）。

3.糖尿病并发症有哪些症状

糖尿病肾病的"三多一少"症状是糖尿病患者再熟悉不过的症状。但是在这些症状明显出现之前，常有一些极易被人忽略的临床表现，如果不加以注意，很可能耽误治疗。出现以下情况，提示发生了糖尿病并发症：口渴，咽干，疲乏无力，血压上升，血糖上升，周身发胀，腹胀便秘，头痛头晕，皮肤脱屑，双足麻木，皮肤变色，视物不清，牙齿松动，视野变红，性功能低下，皮肤水疱，出汗分布异常等，这些症状总结下来可主要表现为以下几个方面。

(1)大血管病变的提示

心血管病变的提示：静息状态下心跳加速，心率可达90～100 次/min。正常人夜间心率比白天偏慢，而此类患者夜间和白天的心率变化不大。此外，还有些患者表现为直立性低血压，当患者从卧位（或蹲位）起立时，常伴有血压下降、头晕、心慌、眼前发黑，严重时会出现晕厥。提示有糖尿病心脏自主神经病变。

脑血管意外：患者突然感到头晕头痛，口角流涎，脸面一侧发紧，对侧脸面麻木，手握筷落地，周身难以支持。这些症状为脑血管意外先兆或脑梗死指征。

(2)微循环病变的提示

眼睛的提示：当糖尿病患者视力减退或是眼前出现黑影，千万不可大意，这很可能是长期高血糖引起视网膜病变或白内

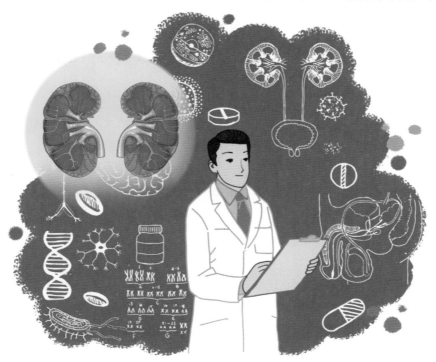

障所致。老年人总是习惯用"年老眼花"来解释自己的视力下降，但对糖尿病患者而言，一定要注意排除糖尿病眼病。

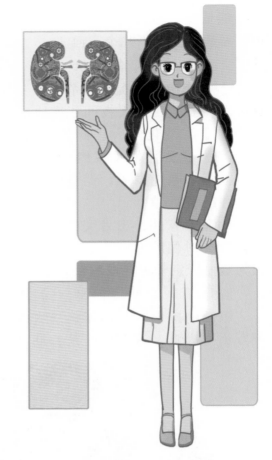

肾脏病变的提示：在糖尿病肾病早期，患者可没有什么症状，仅仅表现为尿微量白蛋白排泄增加，而普通尿常规检查则完全正常。通过尿微量蛋白检测可提示肾小管功能下降，发现早期糖尿病肾病。尿蛋白持续阳性，预示很可能发生了糖尿病肾病。早期糖尿病肾病若不能及早发现和治疗，一旦进展到临床糖尿病肾病期，病情将不可逆转，最终会导致肾衰竭。

(3)周围神经病变的提示

四肢病变的提示：初期可出现四肢远端对称性感觉异常，往往提示有周围神经病变。典型者表现为肢体远端麻木感、蚁行感、针刺感、灼热感、疼痛感等，症状由轻到重，逐渐进展。到了晚期阶段，患者可出现痛觉、温度觉及触觉完全丧失，此时患者肢体由于缺乏神经保护很容易在浑然不觉中受伤。其中少数严重患者可出现皮肤变色：双足苍白、发凉，不久变为暗紫，显示足部缺血。严重足部缺血是足部发生肢端坏疽的信号。

(4)自主神经病变的提示

汗腺的提示：有些糖尿病患者会发现自己特别容易出汗，往往一吃饭就大汗淋漓，其特点是上半身（头、胸、背部）出汗，而下半身却一点汗也不出，这是出汗分布异常的表现。如发现皮肤某些部位不排汗，汗量过少或过多，提示自主神经功能受损。

性腺的提示：病情初期患者可以射精并存在性高潮，仅有阴茎勃起不坚的症状。随着糖尿病病程的延长，可逐渐发展成完全性阳痿。因此，性功能降低，有可能是糖尿病发病的信号。

消化道的提示：长期高血糖可损害胃肠道自主神经，导致胃肠道功能紊乱，有些患者表现为上腹饱胀，顽固性便秘；另外一些患者则表现为顽固性腹泻，但往往不伴有腹痛及发热。可能是胃肠平滑肌无力、自主神经受损、双胍类药物服用过多。

(5)血糖、血压控制差，血糖持续高水平的提示

口渴、咽干：提示血糖升高，血黏度增大。有些人由于口渴中枢不敏感，尽管血糖增高，但无口渴症状。

血压上升：血糖上升，则血容量增多，出现血压高。周身发胀：提示血糖降低过快，造成细胞内水肿。

头痛、头晕：两种情况易发生头痛、头晕——血压高和低血糖。

皮肤病变的提示：患者感觉全身皮肤瘙痒，反复出现毛囊炎、疖肿、痈及水疱等皮肤损害，严重者甚至导致局部皮肤溃疡及坏疽，而且创面不易愈合。另外，糖尿病患者真菌感染也较常见，多发生在身体潮湿温暖的部位，如股癣、手足癣、甲癣等，常见于肥胖及血糖较高的患者。

(6)其他

口腔疾病的提示：典型患者可见牙龈红肿疼痛、牙齿松动甚至脱落等。因为糖尿病患者血管病变和神经病变可导致牙周

组织局部微循环障碍，免疫力低下，易受损伤及感染，且修复能力较差。如有糖尿病性骨病，还会使牙槽骨质疏松，加重牙周病，严重者可见牙齿脱落等。

骨骼病变的提示：当糖尿患者感觉腰酸背疼且有明显驼背时，很可能是骨质疏松所致。骨骼是以蛋白质（胶原蛋白）为基质，大量钙沉于其上而成的。糖尿病患者由于血糖浓度较高，肾脏在排出过多葡萄糖的同时，血液中的钙也随尿大量流失。此外，由于胰岛素缺乏，糖尿病患者胶原蛋白合成不足，骨基质减少因此容易引起骨质疏松。

4.认识糖尿病肾病

糖尿病肾病是糖尿病常见的并发症，是糖尿病全身性微血管病变表现之一，临床特征表现为蛋白尿、渐进性肾功能损害、高血压、水肿，晚期出现严重肾衰竭，是糖尿病患者的主要死亡原因之一。近年来，随着我国人口人均寿命延长，生活饮食习惯、结构的改变，糖尿病的患病率呈直线上升趋势，且由于治疗方法的改善，生存时间的增加，从而肾脏及其他并发症也增加。据最新统计，我国目前约有 5 000 万人正面临着糖尿病的威胁。糖尿病肾病在中医学文献中，既属消渴病，又归属于肾病范畴内的水肿、尿浊、胀满等，病机则以肾虚为主，初期精微外泄，久则气化不利，水湿内停，甚

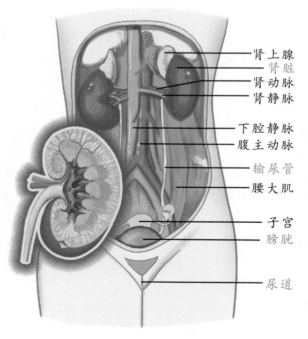

肾上腺
肾脏
肾动脉
肾静脉
下腔静脉
腹主动脉
输尿管
腰大肌
子宫
膀胱
尿道

肾脏的正常生理位置及肾脏截面

则浊毒内蕴，脏气虚衰，易生变证，总属本虚标实之病。

　　糖尿病肾病症状

　　①夜尿增多。夜尿增多指夜间尿量超过白天或夜间尿量持续超过 750 mL，如果青壮年或低龄的老年人（55~60 岁）出现不明原因夜尿增多表现，说明肾脏可能已经受累。正常人白天尿量多于夜间尿量，肾小管受损时，肾小管浓缩功能下降，出现夜尿和尿量增多。出现该症状常提示患者处于糖尿病肾病初期，对于出现糖尿病肾病初期症状的患者来说，良好地控制血糖，并针对受损肾脏进行早期的修复治疗是极其关键的。如错过治疗时机，在出现持续性蛋白尿等糖尿病肾病的初期症状后，血尿素氮和肌酐浓度将会增高，并出现肾功能不全的表现，在数年之内可发展到终末期肾衰竭。

　　②蛋白尿。简单来说，尿中蛋白含量超过正常范围时称为蛋白尿，但大多数时候肉眼是无法分辨蛋白尿的。蛋白尿一般是无色透明的，只有采用实验室检查才能检出是否含有蛋白。蛋白尿是糖尿病性肾病初期症状的第一个标志。开始由于肾小球滤过压增高和滤过膜上电荷改变，尿中仅有微量白蛋白出现，为选择性蛋白尿，没有球蛋白增加，这种状态可持续多年。随着肾小球基底膜滤孔的增大，大分子物质可以通过而出现非选择性临床蛋白尿，当出现持续性蛋白尿后，肾小球的滤过率即开始下降。随病变的进一步发展，尿蛋白逐渐变为持续

蛋白尿小知识

　　尿中蛋白含量超过正常范围时称为蛋白尿。蛋白尿是肾脏疾病（尤其是肾小球疾病）最常见，有时是最早出现的临床表现。此外，也可见于某些非肾脏疾病。蛋白尿并非都是病态，有功能性蛋白尿和病理性蛋白尿之分。功能性蛋白尿也称生理性蛋白尿，是指出现于健康人的暂时性蛋白尿。多见于青年人，在剧烈运动、发热、高温、受寒、精神紧张等因素影响下可出现暂时性蛋白尿。正常孕妇尿中蛋白可轻度增加，这与体位和肾流量加大、肾小球滤过率增加有关。功能性蛋白尿在诱因解除后蛋白尿会自行消失。故又称可逆性蛋白尿或一过性蛋白尿。

选择性蛋白尿：可以把肾小球想象成一个筛子，血浆蛋白能否通过筛子滤至尿中，则决定于筛子的通透性和血浆蛋白分子的大小。因此，肾小球实际上对血浆蛋白能否通过，存在一个选择性的问题。当肾小球受损较轻时，具有中相对分子质量的蛋白质滤出。当肾小球损严重时，则大相对分子质量的蛋白质便出现于尿中。前者尿中以白蛋白的中、小分子蛋白质为主，称为选择性蛋白尿。而选择性蛋白尿常常提示出现早期糖尿病肾病。

性重度蛋白尿，如果尿蛋白超过 3 g/d，是预后不良的征象。如 24 h 尿蛋白少于 3 g，尿蛋白量无明显增多者，肾衰竭进度变缓慢。糖尿病性肾病患者蛋白尿的严重程度多呈进行性发展，尿蛋白量逐渐增多，尿蛋白量与肾脏病变严重程度相一致。当肾小球滤过率明显低于正常，出现大量蛋白尿后，能很快发展为肾衰竭。

③ 水肿和肾病综合征。早期糖尿病肾病患者一般没有水肿；少数患者在血浆蛋白降低前，可有轻度水肿，当糖尿病肾病患者的 24 h 尿蛋白定量超过 3 g 时，水肿就会出现。一旦患者出现明显的全身水肿，则糖尿病肾病的病情呈持续进展状态。糖尿病肾病患者出现身体水肿症状者超过患病人群一半。糖尿病肾病患者病程越长，引起水肿的糖尿病肾病综合征出现越多，其中 20% 左右的糖尿病患者会出现肾病综合征。为什么大部分糖尿病肾病患者都会出现眼睑、面部、双下肢甚至全身性的轻、中、重度水肿呢？其实这与肾脏的功能有关。肾脏是人

辨别糖尿病肾病性水肿

水肿常是心脏病、肝病、肾病、内分泌等疾病的信号，但有些水肿并非是疾病的表现，而是一种生理反应。糖尿病患者在发现自己有水肿后，应排除以下其他可能导致水肿的原因。

(1) 特发性水肿：有些 20~40 岁的女性，早晨起床后，眼睑及颜面常出现轻度水肿，下肢有凹陷性水肿或紧绷感。随着活动，逐渐减轻消退。多数学者认为此与神经精神因素及自主神经功能

紊乱有关。

(2)反应性水肿：有些人特别是高温作业或身体较胖又不爱活动者，受环境高温的影响，皮肤血管扩张，体液渗透并积聚于皮下组织，常在手、足等处发生水肿。夏天过后则自行消退。但每夏必发，反复多年。

(3)体位性水肿：长时间站立、行走、下蹲或坐位，可因下肢血液回流受阻、淤积造成水肿，改变体位后一段时间，水肿可自行减轻、消失。

(4)经前期水肿：有些健康的女性在月经来潮前一周或半个月内，出现眼睑、手背、脚踝甚至双下肢轻度水肿，以及烦躁、失眠、疲乏、头痛等症状。月经来潮时，水肿及其他症状可逐渐消退。

(5)药物性水肿：如使用肾上腺皮质激素、睾丸酮、雄性激素、胰岛素、硫脲、甘草等药物，可导致脸、手、足出现水肿，停药后水肿会逐渐消退。

体排除水分的主要器官，当糖尿病患者肾脏开始受损时，体内的水分就无法顺利地排出体外，潴留在体内的水分使糖尿病肾

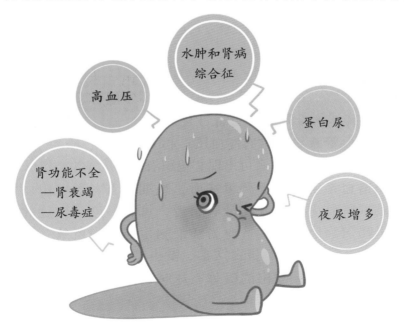

病患者呈现出水肿的临床表现。糖尿病肾病水肿的程度可轻可重，轻者无可见的水肿，仅有体重增加（隐性水肿）或在清晨眼睑稍许肿胀。重者可全身明显水肿，甚至有胸腔积液、腹水，致体重增加数十千克（重度水肿）。

④高血压。据统计糖尿病肾病合并高血压患者为20%～50%，高血压是糖尿病微血管病变的一个重要因素。高血压在糖尿病性肾病患者中常见，这是糖尿病肾病晚期的症状，发生持续性蛋白尿时间较长的糖尿病肾病患者多出现高血压症状。初期，糖尿病肾病患者仅在运动后血压增高；当出现持续性蛋白尿时，血压多持续增高。高血压的出现将加速糖尿病肾病患者的肾功能恶化进展速度，故有效地控制高血压对糖尿病肾病患者而言十分重要。

⑤肾功能不全—肾衰竭—尿毒症。糖尿病一旦出现肾脏损害，其病变过程是进行性的，最终发展成为氮质血症、尿毒症。糖尿病肾病早期阶段，为了适应机体排糖的需要，肾小球滤过率增加，血中尿素氮和肌酐的水平正常。一旦体内出现持续性蛋白尿时，患者的血尿素氮和肌酐浓度将增高，从而出现慢性肾功能不全的表现。

◆**消化系统**：表现厌食、恶心、呕吐、腹泻、口有尿味、消化道出血等。

◆**精神神经系统**：表现精神萎靡不振、头晕、头痛、记忆力减退、失眠、四肢麻木及痒痛式的不宁腿综合征，并可有嗅觉异常、排尿困难等，严重者可有昏迷。

◆**心血管系统**：常有高血压、心力衰竭、心悸、气喘、不能平卧、心律失常，严重者可出现心包积液，甚至发生心脏压塞。

◆**造血系统**：表现严重贫血，晚期可有各器官出血倾向。有明显氮质血症的糖尿病肾病患者，可有轻度至中度的贫血症状，用铁剂治疗无效。贫血为红细胞生成障碍所致，可能与糖尿病肾病患者长期限制蛋白饮食、发生氮质血症有关。

◆**呼吸系统**：呼出的气体有尿味，可出现代谢性酸中毒的呼吸。

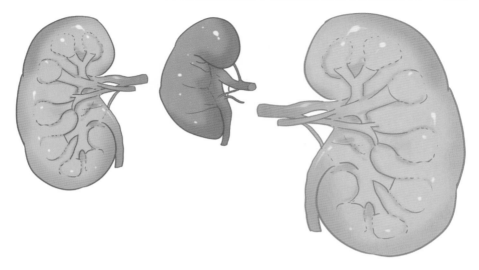

肾脏体积正常、缩小和增大示意

◆**皮肤表现**：干燥、脱屑、无光泽，并可有黑色素沉着致皮肤较黑，皮肤瘙痒，也可以有水肿、皮肤感染等。

◆**骨骼系统**：可出现肾性骨病，表现为骨关节疼痛。

◆**免疫系统功能低下**：易继发各种感染，如支气管炎，肺炎，胸膜炎，皮肤疖肿，泌尿系统感染等。

◆**代谢紊乱**：水、电解质和酸碱平衡失调，可致水肿或脱水，手足抽搐。

此时不加以控制，糖尿病肾病患者多在数年之内发展为肾衰竭，最后演变为老百姓谈之色变的"尿毒症"。

◆**慢性肾功能不全的分期：**

▶**慢性肾功能不全分期第1期（肾功能代偿不全期）**：肾小球滤过率（GFR）50~80 mL/min［临床常用肌酐清除率（Ccr）来代表GFR］，血肌酐（Scr）133~177 μmol/L。此期机体代谢平衡，因而无明显症状。

▶**慢性肾功能不全分期第2期（肾功能不全失代偿期）**：肌酐清除率（Ccr）50~20 mL/min，血肌酐（Scr）180~442 μmol/L。患者可出现乏力、食欲缺乏、夜尿增多及轻度贫血等症状。

▶**慢性肾功能不全分期第3期（肾衰竭期）**：肌酐清除率（Ccr）20~10 mL/min，血肌酐（Scr）422~707 μmol/L。患者有明显的贫血、恶心、呕吐、钙磷代谢失常，代谢性酸中毒及水、电解质代谢紊乱。

▶**慢性肾功能不全分期第4期（尿毒症期或肾衰竭终末期）：** 肌酐清除率（Ccr）<10mL/min，血肌酐（Scr）>707μmol/L。

◆**什么是持续性蛋白尿：**指无论体位如何变化，反复检查尿液均有较多蛋白存在者。这一类蛋白尿往往具有病理学意义。

◆**什么是血尿素氮：**血尿素氮大多数为蛋白质代谢的最终产物，也就是蛋白质在体内被利用后所产生的"垃圾"。正常人血尿素氮为3.57~7.14mmol/L（10~20mg/dL）。肾脏病时，测定血尿素氮的目的在于了解有无氮质即"垃圾"的滞留，以判断肾脏对蛋白质代谢产物的排泄能力，故血尿素氮的数值，可以作为判断肾小球滤过功能的一项指标。

◆**什么是氮质血症：**当上述"垃圾"在体内累积过多而又不被排除时，即血尿素氮>8.92mmol/L（25mg/dL）时，临床上则认为是氮质血症。血尿素氮易受到尿量及氮负荷的影响，如上消化道出血、某些严重肝病、严重感染，应用肾上腺皮质类固醇药物和饮食中蛋白质过多时，可引起血尿素氮的暂时增高。此外，在肾功能不全的早期，血尿素氮不一定升高，只有当肾小球滤过率下降至正常的50%以下时，血尿素氮才显示异常，所以血尿素氮虽可作为判断肾小球功能的指标，但不如血肌酐准确。

◆**什么是血肌酐：**血中肌酐有外源性和内源性两种。外源性肌酐是肉类食物在体内代谢后的产物；内源性肌酐是体内肌肉组织代谢的产物。在肉类食物摄入量稳定时，身体的肌肉代谢又没有大的变化，肌酐的生成就会比较恒定。糖尿病肾病血肌酐增高是患者后期常见的临床症状表现，同时也是糖尿病肾病患者的病情逐渐加重的病理症状体现。因为在肾功能减退早期（代偿期），肌酐清除率下降而血肌酐却正常。当肾小球滤过率下降到正常的50%以上时，血肌酐才开始迅速上升。因此，当血肌酐明显高于正常时，常表示肾功能已严重损害。长期的血肌酐增高会使人的心脑肾等器官相继受到损害，其早期最常见并发症状是消化道症状，出现恶心、呕吐、口中氨味，饥不欲食或食而不下。由于肌酐清除率还受到肾小球浓缩功能的影响，在肾浓缩功能受损的情况下，血肌酐就是反映肾小球功能的最可靠指标。正常男性血肌酐为 $53\sim106\ \mu mol/L$，女性为 $44.2\sim97.2\ \mu mol/L$。

⑥其他症状。随糖尿病肾病病程进展，患者可发生视网膜病变症状。尽管糖尿病视网膜病变非糖尿病肾病引发，但却常常与糖尿病肾病同时存在。此外，糖尿病肾病常伴有多种并发症状：心衰与膀胱炎等糖尿病肾病的并发症常影响患者的肾功能；酮症酸中毒和高渗性昏迷伴循环衰竭时，糖尿病肾病患者还可发生急性肾衰竭等。

对于糖尿病肾病，一定要做到早发现早治疗。

大量尿蛋白对糖尿病肾病的诊断不具备特异性，在诊断糖尿病肾病时应鉴别是否存在非糖尿病的其他肾脏疾病，或糖尿病患者同时合并其他肾脏疾病。凡有以下情况应推荐肾活检以进一步明确诊断。

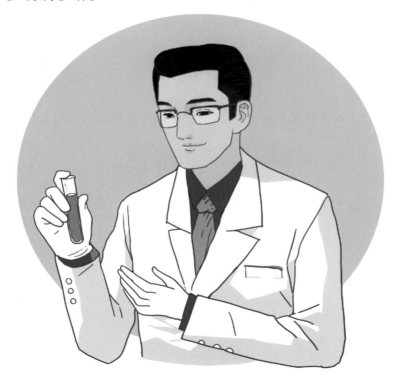

◆严重血尿或肾炎性尿沉渣改变（畸形红细胞、多型红细胞管型）。

◆既往曾有非糖尿病的肾脏病史。

◆糖尿病病史较短而有明显蛋白尿。

◆1 型糖尿病患者有明显蛋白尿却无视网膜病变。

◆排除其他可能引起肾脏病变的因素，排除其他已知的可引起白蛋白尿的疾病及影响因素，如各类肾炎或尿路阻塞性病史者、正在使用保钾利尿剂及制酸剂者、尿路感染者、异常血液及生化指标者、恶性高血压患者、肾血管病患者。

◆**糖尿病肾病的临床分期：**

糖尿病肾病分为 5 期，一般来说，1 型糖尿病患者每 5 年就可进展一期，2 型糖尿病患者每 3~4 年就可进展一期，因为 2 型

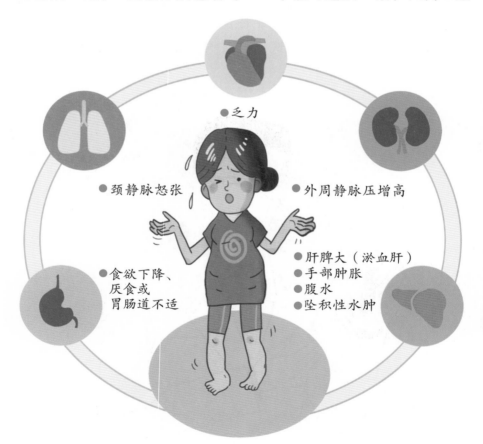

糖尿病患者多发生于中老年人，肾脏已有退行性改变，且多合并有高血压及高血脂症等有关。

▶ **第1期**：肾小球高滤过期和肾脏肥大期。这种糖尿病肾脏受累的初期改变与高血糖水平一致，血糖控制后可以得到部分缓解。患者肾小球滤过率（GFR）增加在 20%~40%（约150mL/min），同时肾脏体积增大，此期尿蛋白排泄量（UAE）< 20 μg/min或 < 30 mg/d。如及时纠正高血糖，此变化可逆。这一期没有出现病理组织学损伤。

微量白蛋白尿（microalbuminuria，MAU）是目前临床上应用最为广泛的早期诊断和预测 2 型糖尿病肾病（DN）的无创性指标之一。MAU本质上反映的是广泛的血管内皮损伤和功能障碍。

▶ **第2期**：正常白蛋白尿期，也是无临床表现的肾损害期。此期患者尿中可出现间断的微量蛋白尿，肾小球滤过率高出正常水平。肾小球病理改变表现为肾小球系膜基质轻度增生而致增宽增厚，运动后尿白蛋白排出率升高（大于20 μg/min），休息后恢复正常（<5 mg/min）。如果在这一期能良好地控制血糖，患者可以长期稳定处于该期。若不治疗，90%以上的患者会发展为临床肾病。

▶ **第3期**：早期糖尿病肾病期。此期患者持续微量白蛋白尿，多发生在病程大于5年的患者，主要表现为UAE持续性升高至200 μg/min或 300 mg/d，20% 的患者有血压升高，GFR高于正常。这时候肾脏病变明显，已不可能逆转。

▶ **第4期**：临床糖尿病肾病期。当蛋白尿持续出现 2~3 年后，尿蛋白逐渐增多达到>0.5 g/d（为非选择性蛋白尿）及 UAE>200 μg/min，同时伴有轻度镜下血尿和少量管型尿，临床出现水肿，血压轻至中度升高，GFR下降。若不很好控制，在 5~8 年内可能发展为终末期肾衰竭。

▶ **第5期**：肾衰竭期从出现大量蛋白尿开始，GFR降至正常值的 1/3 以下，BUN、Scr升高，伴有严重的高血压、水肿，患者肾功能迅速坏转，常在 3~4 年内发展至肾衰竭，此时患者往往需要透析治疗。

二 有这些症状，可能患了临床糖尿病肾病

1.为何出现糖尿病肾病

糖尿病肾病是由于糖尿病长期血糖增高造成的肾脏损害，是糖尿病并发症中最为严重的一种；指由于高血糖导致的肾结节性硬化发生的肾脏病变，主要病理变化是肾小球硬化，往往与视网膜病变同时存在，是全身微血管病变的主要表现，其发生率随着糖尿病的病程延长而增高。大多数学者认为高血糖是发生肾脏损坏的先决条件，高血压和高脂血症是加速疾病进展的重要因素。在遗传因素与长期高血糖等环境因素相互作用下，肾小球血流量、肾小球滤过率及压力增加，肾组织缺血、缺氧，蛋白非酶糖基化，多元醇途径活化及氧化应激。这些异常的长期存在，导致肾小球系膜基质及基底膜合成增加、降解减少，最终导致肾小球硬化症。

2.糖尿病肾病的危险因素

糖尿病早期肾损伤是一个隐匿的过程，患者往往重视糖尿

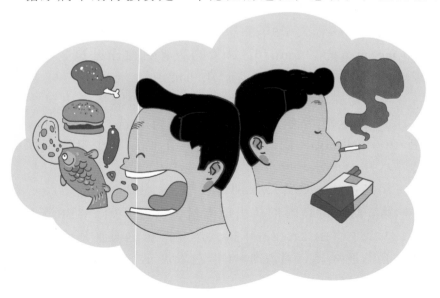

病但忽视其并发症的发生，而且早期肾损伤往往不会有明显身体不适或尿液的病变造成发现不及时，常常是确诊为糖尿病肾病时已"病入膏肓"。糖尿病肾病到底谁会得呢？其实，糖尿病肾病的发病随种族、地域、经济状况和生活方式不同而有所差异，而遗传因素、高血糖、血液流变学异常、细胞因子表达异常等多种因素都参与了糖尿病肾病的形成。在遗传易感性基础上，血糖和血脂代谢紊乱、高血压、免疫失调、血液凝固异常这些机制共同促进了糖尿病肾病的进展。而许多研究结果表明，病程、高体重指数和低密度脂蛋白高水平是糖尿病肾病发生的重要危险因素。

以下危险因素共同参与了糖尿病肾病的发生。

① 生活方式

糖尿病肾病是一种与生活方式、行为意识关系密切的终身性疾病，预防和控制特别强调生活方式和行为的改变及高危人群对干预的依从性。肥胖、高血压、高脂血症、高血糖一直以来都被称为"死亡四重奏"。而肥胖、高血压、高脂血症、高血糖又是全身大小血管系统疾病发生的重要危险因素，且它们又有共同的发病基础。一般来说，是过量营养、缺乏体力活动、吸烟、饮酒等所致。这些错误的生活方式在日益富强的中国变得越来越普遍。我国素来有"民以食为天"的说法，似乎大家都认为只有吃得多、吃得好，才是日子过得好的象征。而这样的错误观念直接或间接地导致了糖尿病发生率增高，并发症发生增加，甚至许多糖尿病肾病患者也因为忽视了饮食、生活、运动等方面的控制而加重病情。世界卫生组织2002年世界卫生日建议每天参加适度的体育活动，戒烟和平衡膳食,为全球性的慢病干预措施。饮食、运动、药物多种防治措施结合，健康教育力度却有待加大，知晓率有待提高。当缺乏健康促进和健康干预时，因为不能很好地自觉形成良好的健康行为，会在很大程度上加重疾病。对糖尿病肾病患者来说，缺乏营养健康教育会让患者在食物面前"乱了阵脚"。让糖尿病肾病患者掌握正确的营养知识和基本技能是达到合理膳食、促进健康的首要途径。

饮食：糖尿病肾病在中老年人群中发病率较高，通常人们都认为糖尿病肾病患者吃甜食可加重病情，却忽视了盐的作用。经医学家最新研究认为，长期高盐饮食也能加重糖尿病肾病。过高的盐能增加淀粉酶的活性，从而促进淀粉消化和小肠吸收游离葡萄糖的作用，引起体内血糖浓度过高。如果糖尿病患者长期摄入过多的盐，还会诱发高血压病，并且会加速和加重糖尿病大血管并发症的发展。因此，糖尿病肾病患者要提倡"食不达咸"，如果感觉咸了，一般食盐就超量了。糖尿病肾病患者中特别是那些出现了肾功能不全者，为了不加重肾脏负担和水肿程度，食盐的摄入量还要降低些，每日在 2 g 左右为宜。而饮食中的蛋白摄入和尿白蛋白排出的增加有关。蛋白的摄入增加可一定程度上加重糖尿病肾病患者的肾脏损伤。近年来，我国糖尿病肾病的发生率持续走高，和动物类蛋白在饮食中摄入的比例增高也存在相关性，而一些研究表明，当蛋白摄入减少时可改善肾功能的损害。

吸烟：据研究，在1型和2型糖尿病患者中，吸烟均是糖尿病肾病发生的危险因素。很多实验中，糖尿病患者吸烟或曾经吸烟者比不吸烟者的持续蛋白尿发生率显著增高。而大量吸烟的患者发生蛋白尿的可能性比非吸烟者远远增高。进一步研究表明，吸烟可以干扰胰岛素正常发挥作用，增加糖尿病的病死率，还能减弱糖尿病对去甲肾上腺素的敏感性，增强其缩血管效应，使全身血压及肾小球内压力增高，从而加重糖尿病肾病的发生。总之，吸烟是糖尿病肾病的重要危险因素。

②病程的延长

随着病程的延长，糖尿病肾病的危险性也随之增加。糖尿病病程是糖尿病微血管并发症的重要危险因素之一，病程越长糖尿病肾病的发生率越高。美国糖尿病协会报道提示，超过75％有明显肾脏病变的2型糖尿病患者在20年内将进展为终末期肾病。一般出现微量白蛋白尿时，平均糖尿病病程已达5年，约

80%微量白蛋白尿患者在随后10年内进展为临床糖尿病肾病。由于糖尿病肾病相关危险因素中，病程是不可控制的因素，随着病程延长，糖尿病肾病呈上升趋势。

③肥胖

肥胖的糖尿病患者多伴有胰岛素抵抗和多种代谢异常，易引起和加重肾脏损害。许多研究结果都显示终末期糖尿病肾病组患者体重身高指数平均水平超过早期糖尿病肾病组，并且高体重身高指数是糖尿病肾病发病的重要危险因素，这些都提示肥胖在糖尿病肾病进展过程中起重要作用。肥胖患者肾血流量及肾小球滤过率都升高，导致肾小球滤过分数增高，肾血流量增加幅度和体重明显相关，血流动力学因素可能在其中起主要作用。想象水管系统，当水的流速增高，水压也随之变高，对管壁的压力和伤害也逐渐增加，可是人的血管不是铁打的，承受能力有限，超过承受能力就会发生病变。因此，在糖尿病肾病的预防策略中，应注意保持正常的体重。

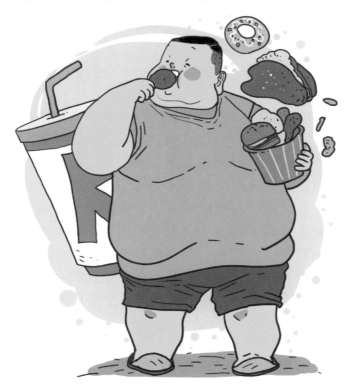

如何判定肥胖

体重指数（body mass index, BMI）。BMI=体重（kg）／身高^2（m^2），正常值为19～25。BMI是目前反映肥胖症使用频率最高的可靠指标，是WHO推荐的国际统一使用的肥胖分型标准参数。WHO 1998年公布的标准：BMI介于18.5～24.9 kg／m^{2}为正常范围；25.0～29.9 kg／m^{2}为超重；≥30.0 kg／m^{2}为肥胖。我国中华医学会糖尿病学分会关于代谢综合征的建议中将肥胖诊断的切割点定至≥25.0 kg／m^2。

标准体重（kg）=身高（cm）-105（<40岁，>40岁-100）；理想体重（ideal body weight, IBW），IBW=［身高（cm）-100］×0.9（男性），×0.85（女性）。在理想体重的±10%之内为正常范围；若>20%则诊为肥胖，<20%为消瘦。体重常用来计算糖尿病患者的饮食热量卡。由于不能衡量局部体脂等，只能作为一般参数应用。

腰臀比（waist-to-hip ratio, WHR）是区分脂肪分布类型的指标。WHR偏高为向心性肥胖，低则为周围性肥胖。WHO建议：男性>0.90、女性>0.85为向心性肥胖。但按亚洲人的实际情况，以男性腰围90 cm、女性腰围80 cm作为一个切割点值比较适宜。

④高血糖

高血糖是糖尿病肾病的重要危险因素。英国糖尿病前瞻性研究（UKPDS）证实血糖控制与微血管病变密切相关，在糖尿病早期，良好的血糖控制可预防及延缓糖尿病肾病的发生和发展。糖代谢紊乱与糖尿病肾病的关系多元回归研究显示，代表血糖控制情况的糖化血红蛋白与糖尿病肾病呈正相关，提示高糖可能是糖尿病肾病发生发展中的一个重要危险因素。有些患者的血糖差异虽不明显，而糖化血红蛋白在有糖尿病肾病和无糖尿病肾病的人群中的差异是显著的，糖化血红蛋白更能代表一种长期的血糖控制水平，而糖尿病肾病的发生同样是一个漫长的过程。

就其发生机制而言，通过许多动物实验及体外培养研究发现，高血糖可激活肾脏许多局部内分泌激素（或细胞因子），如血管紧张素及其受体以及一氧化氮、内皮素、血管内皮生长

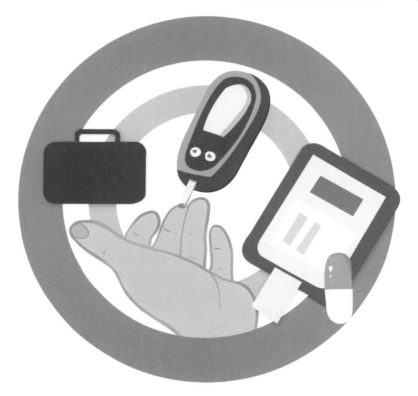

因子的表达均可增加。这些激素水平的增加所起到的共同作用结果是加重了肾脏局部的血流压力，也就促进了糖尿病肾病的发生发展；同时，高糖环境下，肾脏局部的基质金属蛋白酶、纤维连接蛋白和层粘连蛋白及胶原合成异常旺盛，是引起糖尿病肾病细胞外基质积聚的重要原因，这些过程简单来说，就是当血中的糖多了，肾作为过滤血液的地方，从其中需要过滤的糖也就多了，糖一多，很多因子作用下肾的好多细胞外都堆积起有害物质，让肾越不能工作了。此外，在高糖作用下，多元醇代谢旁路的激活，红细胞携氧功能障碍，以及糖基化终产物作用下诱发的基因表达异常也参与了糖尿病肾病的进展。这些所有的机制都在高血糖的情况下促进了糖尿病肾病。

　　是不是血糖控制良好的患者就一定不会出现糖尿病肾病呢？约有40%的糖尿病患者会发生糖尿病肾病，且一些长期血糖控制良好的糖尿病患者中同样也会发生糖尿病肾病，表明在介导细胞内糖代谢紊乱过程中还存在一些独立于血糖以外的因素。

⑤高血压

高血压虽然不是糖尿病肾病的发病因素，但可加速糖尿病肾病的恶化。以往的研究发现，在影响糖尿病肾病发生发展的几个危险因素中，血压发挥着重要作用。

具体地说，考虑糖尿病和高血压之间的关系都要把焦点放在肾脏。高血压已知是糖尿病肾病进展过程中的主要危险因素。首先，随着糖尿病肾病的进展，高血压的发病率在 1 型和 2 型糖尿病患者中都显著升高。同时，已知的资料显示同时存在高血压的情况下，糖尿病肾病恶化更快。另外，糖尿病肾病在某种程度上显著增加高血压的危险性。

高血压可通过影响肾小球血流动力学导致肾小球内高压、肾小球局灶性硬化，毛细血管内皮细胞受损，破坏了正常的滤过屏障，从而促进尿蛋白排泄。糖尿病作为一种可以损伤全身大小血管的疾病可引起高血压。糖尿病性高血压患者的肾小球毛细血管静脉压和血流速度均高于单纯高血压或单纯糖尿病患者。说明高血压对糖尿病患者的肾脏病变风险更大，最终常导致慢性肾衰竭。糖尿病肾病并发高血压可能与下列因素有关：

◆与原有的高血压病有一定关系。

◆糖尿病肾实质病变的进展与高血压的形成有相当大的关系。

◆糖尿病性高血压与微血管病变直接相关，高血糖造成了高灌注性毛细血管性高血压。

◆由于糖基化和脂肪化造成的血管壁损害，血管敏感性增加，易致糖尿病肾病患者发生高血压。临床上，将糖尿病肾病患者所患的高血压，称为"糖尿病肾病高血压"。

根据众多关于糖尿病患者和动物实验的基础上得到的信息，初步形成共识，即高血压显著加剧糖尿病肾病患者肾小球滤过率的恶化。同时，糖尿病基因易感性的患者在轻到中度高血糖的情况下，比没有基因易感性患者更易形成血管损害。肾脏可能会刺激更多细胞因子的产生，如白细胞介素、转化生长因子-β、内皮素等。因此，糖尿病患者存在高血压如同"火上加油"。与正

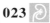

常肾脏不同，由于它们失去了自动调节能力，糖尿病肾脏的肾单位不能适应血压大幅度波动，这一点是降压治疗时必须要考虑的。很好地控制血压比控制糖尿病更重要。一项试验中包括330 000例高血压患者，当平均血压超过127／82 mmHg时，发展到肾衰竭末期的相对危险度明显升高，提示降低血压可能会最大限度减缓肾脏病进展。建议糖尿病性肾脏病患者控制血压在更低的水平。从糖尿病肾病前瞻性研究的分析中获得的证据支持，动脉血压必须降到130／85 mmHg水平以下，才能最大限度地减慢或预防糖尿病肾病的进展。

　　患者发病早期并发高血压者比较少见，一旦出现蛋白尿，高血压的合并率就会增加，特别是长期持续性蛋白尿的肾病患者比较多见。有高血压的糖尿病患者肾脏病变的产生时间远较无高血压的糖尿病患者快，可导致糖尿病肾病的进展和恶化。血压对于早期糖尿病肾病的影响也不能忽视，将血压控制在

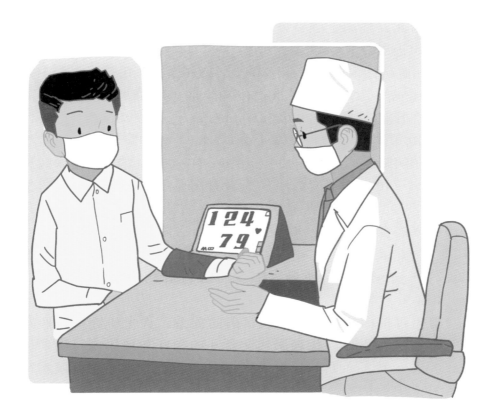

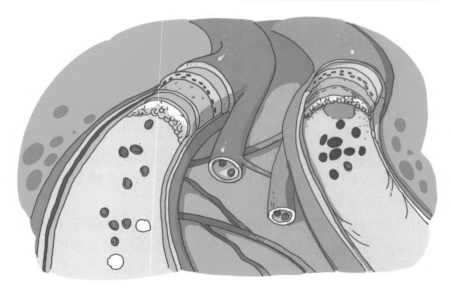

130／80 mmHg以下可以延缓肾功能进一步下降。严格控制血压可以使糖尿病相关的并发症降低24％，微血管并发症降低37％。因此，临床上强调监测及控制高血压以减轻及延缓糖尿病肾病的进展。

目标血压：根据1999年WHO／ISH标准，在普通人群中，动脉血压水平，SBP≥140 mmHg和（或）DB≥90 mmHg为高血压，血压的目标为<130／85 mmHg，这是1997年JNC Ⅵ标准。2000年美国国家肾脏基金会（NKF）和加拿大高血压组织建议糖尿病降压标准BP<130／80 mmHg。80％的2型糖尿病患者和35％～40％的1型糖尿病患者有高血压。它的存在可清楚地识别将要发展到与糖尿病相关的终末期肾病（ESRD）的人群。糖尿病合并高血压患者的目标血压应降到120／80 mmHg。在有明显蛋白尿（≥1g／d）的非糖尿病患者血压应低125／75 mmHg，以便最大限度减缓肾脏病进展。

⑥血脂异常

脂代谢指标与并发糖尿病肾病的关系：许多研究认为胆固醇、低密度脂蛋白等代表脂代谢紊乱的指标与糖尿病肾病发生呈正相关。且多元回归分析研究提示高脂血症可能是糖尿病肾病的独立危险因素。糖尿病高血糖使脂质氧化增加，而脂质氧化增加又反过来刺激糖的自身氧化，其结果造成血管通透性增加及基底膜增厚，可能加重糖尿病肾病的发生。在血脂正常的糖尿病患者中终末期患者的比例明显低于血脂异常组。统计学回归分析显示高水平的低密度脂蛋白和低水平的高密度脂蛋白是糖尿病肾病进展的重要危险因素。

有国外著名学者提出糖尿病宜改为糖脂病，说明血脂紊乱与糖尿病的关系密切，血脂代谢异常在糖尿病肾病的发生发展中起着重要作用。血脂异常导致肾脏损伤的机制很复杂，一般认为与下列因素有关系：

◆脂质沉积在肾小球，刺激基底膜细胞增殖和细胞外间质生成；

◆渗入肾小球的单核细胞和巨噬细胞吞噬脂质增加形成泡沫细胞，加重肾小球的硬化；

◆肾内脂肪酸结构改变，缩血管活性物质释放增加使肾小球毛细血管内压升高；

◆高脂血症降低纤溶酶活性，造成肾小球毛细血管血栓栓塞，使肾小球呈高滤过状态，尿白蛋白排出增加；

◆血液黏稠度增加，细胞聚集性增强，微血栓形成，肾脏缺血、缺氧，微血管受损，通透性增强，血浆蛋白渗漏增多。总的来说，循环脂质以及肾小球合成脂质的增加参与糖尿病肾小球硬化症的形成。糖尿病时许多因素促进肾脏局部脂质合成增加。这种内源性肾脏脂质合成通路直接导致细胞外基质（ECM）蛋白的聚集、系膜扩张和肾小球硬化症。研究表明糖尿病使肾小球合成三酰甘油和胆固醇增加，而这些脂质能促进肾小球硬化症。也有资料表明肾病可引起血脂异常，故有学者认为糖尿病肾病与高脂血症两者可能是相互促进相互恶化的关系。

总之，血脂异常与糖尿病肾病是相互影响的，高血脂促进糖尿病肾病的发生与发展，糖尿病肾病则进一步加重血脂紊乱，形成恶性循环。因此，加强血脂控制不仅可以减少糖尿病大血管病变，也可以减少糖尿病肾病的发生率和病死率。

⑦**遗传因素**

遗传与糖尿病肾病的发生有着密切的关系。在教科书中，我们读到大量既往研究显示有相当多的遗传基因或其表型可能与糖尿病肾病有关。为什么有相当一部分糖尿病患者血糖控制良好，已经加强了生活方式干预，可还是相对比较早出现了肾脏病变？遗传。最为我们熟知的就是男性发生糖尿病肾病的比例较女性高出一半以上。而同样，不同的人种发生糖尿病肾病的概率也存在差异。例如：在人种中，尽管所处的生活环境相似，但非洲及墨西哥裔的美国人较一般美国人发生糖尿病肾病的概率高；而同一种族中，部分糖尿病中不管是1型或2型糖尿病，某些家族特别易患糖尿病肾病。由此可见，遗传因素可能起重要作用。糖尿病肾病的遗传因素备受关注，认为遗传因素在决定糖尿病肾病易感性方面起重要作用。据报道，糖尿病肾病有种族特异性和家族遗传性，其合并率在不同种族间的差异很大。最高的是黑种人，其后依次为亚洲人、白种人。中国人的发病率也较高，且在逐年增加。另外，糖尿病肾病的发生有家族聚集性，其遗传因素是多元性的，有的遗传标记可能与人类白细胞抗原（HLA）的特定类型有关。而糖尿病阳性家族史与

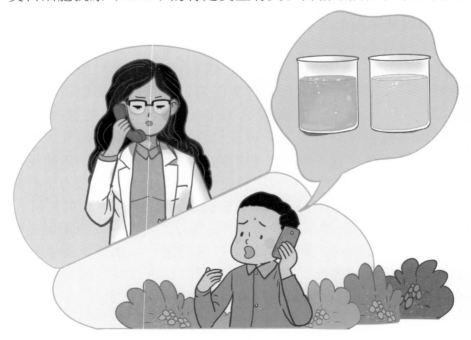

蛋白尿含量大小的危害程度

糖尿病肾病发生呈正相关，提示一部分糖尿病肾病的易感基因与糖尿病易感基因连锁出现。有学者在5年的随访研究中发现，发展为明显糖尿病肾病的患者比无蛋白尿的患者有更高的HLA-A2频率，通过对胰岛素基因区的研究发现，与无蛋白尿者相比，明显蛋白尿患者有显著增多的胰岛素Ⅰ等位基因纯合子。

⑧其他相关因素

对糖尿病肾病尿微量白蛋白进展的有关危险因素的统计回归分析显示，舒张压、空腹血糖、三酰甘油、低密度脂蛋白、高密度脂蛋白等为尿微量白蛋白进展的独立危险因素。国外报道也有类似结果，但一般认为收缩压为尿微量白蛋白进展的危险因素。有研究结果发现年龄、糖化血红蛋白以及血管紧张素转换酶D／D基因型为2型糖尿病患者尿微量白蛋白进展的独立危险因素。其他许多横断面和纵向研究显示，血压正常的2型糖尿病患者是否进展至尿微量白蛋白期的决定性因素有血糖控制、视网膜病变和收缩压。

眼底病变与糖尿病家族史和糖尿病肾病的关系研究中发现，糖尿病视网膜病变与糖尿病肾病有显著统计学关联，说明两者在发病机制上具有相通性，这与大量前人的研究结果是一致的。究其原因，两者同属糖尿病微血管病变，具有相似的发病机制，糖尿病肾病可通过血压、纤维蛋白原和脂蛋白的升高加速糖尿病视网膜病变的进展。有研究发现，并发早期肾病的糖尿病患者增殖型视网膜病变的年发生率是10％～15％，而在无肾病的人群中糖尿病视网膜病变发生率仅为1％。临床上，眼底改变轻者，糖尿病肾病也轻，有增殖性视网膜病变者，其肾病也重。糖尿病患者无论存在单纯型或增殖型视网膜病变，肾血流速度、肾脏排泄和肾小球滤过率均较眼底正常的糖尿病患者明显降低。在出现明显蛋白尿之前，肾小球基底膜厚度与糖尿病视网膜病变程度呈正相关。提示糖尿病视网膜病变患者易于并发糖尿病肾病，两者密切相关，对于有视网膜病变的糖尿病患者，均应列为糖尿病肾病的高危患者。

三　怎样早期发现糖尿病肾病

通过前面的介绍我们已经知道，糖尿病肾病发生时可能会有泡沫尿、水肿、夜尿增多，甚至头昏、乏力、恶心、呕吐等表现，有了这些表现当然是件坏事，因为它意味着身体已经发生了一些变化，而且这些变化已经超过了机体的自我调节能力。但反过来想想，出现这些症状其实也并不都是坏事，因为它会引起我们的警觉，提醒我们及早就医、及早诊断、及早治疗，也就是说如果我们给疾病拴上一条线的话，这些症状就在这条线的另一头上，我们发现这些症状就相当于发现了线的一头，然后沿着这条线，我们最终会找到疾病。

然而，实际上早期糖尿病肾病的发生大部分是悄无声息的，也就是说在您还没有任何感觉时，您的肾脏有可能已经发生了微妙的变化，就像我们站在湖边看到的是一个安静的湖面，然而在湖底可能有很多不一样的景象是我们没有察觉的。因此，患有糖尿病的患者，尤其是糖尿病病史已经较长的患者，必须具有高度的警惕性，看到安静湖面的同时，还要想到湖底可能有的另外的景象，因为可能早在您还没有留意时，您的糖尿病肾病就已经发生了！

那么您可能会问，既然糖尿病肾病的发生悄无声息，那么我怎样才能早点发现它呢？我们接下来就为您介绍一下一些神奇的"透视眼"，并教您如何通过这些"透视眼"透过安静的湖面看到湖底不平静的波涛。这些"透视眼"就是我们本节所要讲的重点——早期发现糖尿病肾病的工具，有了这些工具我们就不再是雾里看花，水中望月了，而是清清楚楚地知道我们到底是不是已经得了糖尿病肾病。

1.自查

首先，为您来介绍一下工具一，也是最简单、最经济、最方便的工具，就是我们的自查。所谓自查就是要留心可能与糖尿病肾病相关的表现，例如每天晚上起夜的次数是不是比别人多或是比从前多？小便中是不是带有泡沫？并且这些泡沫放置一段时间后仍不消失？尿色是不是有加深？早晨起床时会不会有眼泡肿胀？或是脚背脚踝肿胀？有了这些发现您就必须要引起重视了，决不可听之任之，要去附近的医院检查一下小便了。这些表现正是我们前面说到的疾病的线索，有了这些线索我们就可以顺藤摸瓜，自然就可以及时发现疾病了。那么还有一些患者要问，我没有上面的这些表现，我是不是就没有糖尿病肾病？当然不是，在您没有这些表现时这种工具是不适用的，所以下面开始介绍我们的第二个工具。

2.随访检查

工具二，定期医院随访检查。5年以内的1型糖尿病患者较少发生糖尿病肾病，可以相对减少随访，但对于5年以上的1型糖尿病患者应常规进行随访检查。

对于2型糖尿病患者，因糖尿病发病较隐匿，有时很难判断真正的发病时间，也就是说我们并不知道患者的真正病程，所以对新诊断的2型糖尿病患者，即使在我们还没有出现临床症状时，就应进行常规随访检查，就像我们前面提到的，平静的湖面下可能蕴藏着波澜的湖水，身体没有我们自身可以察觉到的变化，并不意味着我们就没有被糖尿病肾病光顾，因为在很多糖尿病患者患上糖尿病的同时也给糖尿病肾病敞开了一扇大门

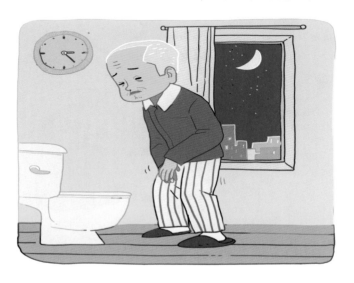

（据研究显示1型糖尿病患者中有 22.5 % 的人会罹患糖尿病肾病；2型糖尿病患者中有 34.7 % 的人会罹患糖尿病肾病），既然大门是敞开的，那么客人（糖尿病肾病）就有可能随时光顾，所以我们必须警惕，早点发现它，找到它，招待它，显然工具一已经不能帮助我们找到我们的客人了，所以工具二就显得至关重要了，也就是说我们通过自己的观察没有发现自身的异常，所以必须借助别人帮我们继续查找我们到底是不是真的没有异常，这个别人通常就是我们需要做的一些辅助检查。

也就是说所谓的工具二就是定期到医院随访检查，可供选择的检测手段有尿白蛋白和尿肌酐的比值、尿微量白蛋白水平、尿微量白蛋白排泄率、尿常规及肾小球滤过率等，这些都是可以帮助我们早期发现糖尿病肾病的有效的透视镜，而且这些透视镜可以反复使用，不仅可以帮助我们发现疾病，还可以帮助我们对疾病的程度进行评估，也就是说通过它们我们不仅可以发现我们的客人，还可以了解到我们的客人是什么重量级的，这样就方便我们看人下菜谱（因病施治）。

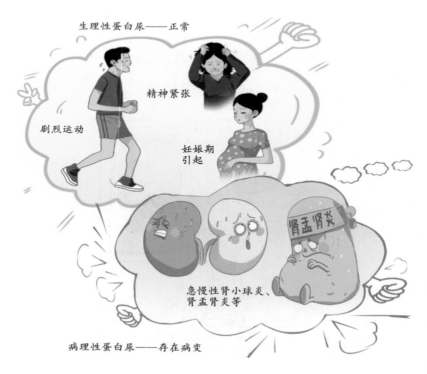

生理性蛋白尿——正常

剧烈运动

精神紧张

妊娠期引起

急慢性肾小球炎、肾盂肾炎等

病理性蛋白尿——存在病变

3.检查方式的选择

要做出正确的选择，我们首先要了解一下糖尿病肾病的分期，分期不同，表现不同，检测方法不同。

糖尿病肾病主要分为：正常白蛋白尿期、微量白蛋白尿期、临床期糖尿病肾病、晚期糖尿病肾病。

(1)正常白蛋白尿期

正常白蛋白尿期，顾名思义就是指尿中的白蛋白还处于正常范围，这时一味地检测尿中白蛋白是没有意义的，而肾小球滤过率（GFR）此时可能有一定的指导意义，同时血压的变化，尤其是昼夜节律的消失也可以先于微量白蛋白尿的出现，昼夜动态血压检测有助于我们对血压节律进行判断，也是此期的辅助检查手段之一。

(2)微量白蛋白尿期

微量白蛋白尿期就是指患者尿中白蛋白高于正常人（>30 mg/24 h），但又低于用常规尿蛋白检测方法所能检出的水平（≤300 mg/24 h）。因此，处于本期的患者应该定期检测尿中白蛋白水平。具体的检测方法有：①**尿白蛋白和尿肌酐的比值（ACR）（是筛查微量白蛋白尿的首选方法）。**②**尿白蛋白排泄率（UAE）。**③**24 h尿白蛋白的测定。**

糖尿病患者微量白蛋白尿的筛查每年至少进行1次，而且在检测时必须停用血管紧张素转化酶抑制剂（ACEI）或血管紧张素受体拮抗剂（ARB）药物，以减少药物的干扰作用。

(3)临床期糖尿病肾病

临床期糖尿病肾病是指尿白蛋白持续 >200 μg/min 或尿蛋白定量 >0.5 g/24 h。此时我们的身体也会为我们发出信号提示我们的肾脏已经发生了病变，这些信号有水肿、血压升高、视物模糊、手脚麻木等。所以早期发现、早期干预非常重要。

(4)晚期糖尿病肾病

晚期糖尿病肾病是指肾功能已经受到了损害，常规肾功能检查可以发现血肌酐水平高于正常值，除了血肌酐外，血管抑素 C 也是准确反映肾功能的良好指标，甚至在肾小球处于高滤过状态下，其准确性要优于血肌酐。

有人说糖尿病肾病每5年上一个台阶，台阶越往上，就越接近肾脏功能衰竭，因此延缓肾脏功能衰竭的速度对提高糖尿病患者的生活质量非常重要，早发现、早就诊、早干预是延缓肾功能进展的重要理念。因此，建议糖尿病患者选择一名值得信赖的医师进行长期随访。

一方面，长期随访是因为糖尿病肾病是一个慢性病，这就意味着患了糖尿病肾病的患者必须要与它长期为伍了。因此，长期规律的随访是疾病诊治不可或缺的环节。

另一方面，您可能会想了，既然长期随访是不可或缺的，那么我要怎样选择医师呢？是这次在这家医院找这位医师看，下次就换另一家医院再找另一位医师看好一些，还是就坚持在一家固定的医院，找一位固定的医师进行长期随访更好呢？

我想每个人都会有各自不同的想法，而且都有自己的理由。选择不同医师诊治的人会认为，由不同的医师诊治会给自己更多的选择，多方比较下来再选择一个自己认为最好的治疗，正所谓有了比较才会有选择。这种想法是可以理解的，也是非常普遍的。还有的人会认为反正我已经得了这个病了，而且看也看不好，就定期配点药就可以了，所以会选择一个比较方便的医院长期随访，这个主要是从方便的角度进行的选择，也是可以理解的。

而我们在这里建议大家，最好选择一位自己信任的医师长期随访下去，现在，糖尿病肾病是肾脏科的常见病之一，糖尿病肾病的诊治知识对肾脏科医师来说是必备的，选择任何一位您认为值得信赖的医师长期随访下去，有助于医师对您病情的把握有一个动态的观察过程，对于您疾病进展细节的把握也更加准确，同时对于选择合适的时间及合适的干预手段对您的病情进行治疗也会有更加科学的决策，相信通过您和医师的共同努力，会为您的疾病争取一个最佳的转归。

糖尿病患者出现了蛋白尿是否就能确诊糖尿病肾病

通过前面的介绍，我们已经知道，糖尿病肾病的早期表现都围绕在白蛋白尿上，那么细心的患者肯定会问了，难道有了白蛋白尿就一定得了糖尿病肾病吗？要回答这个问题我们特此设了本节内容，下面我们就为您进行详细的解答。

1.早期糖尿病肾病

我们先来了解一下中华医学会糖尿病分会制定的糖尿病诊断标准：糖尿病史6～10年以上，出现持续性微量蛋白尿达20~200 μg/min，或30~300 mg/24 h，即可诊断早期糖尿病肾病。如病史更长，尿蛋白阳性，甚至出现大量蛋白尿及肾病综合征，即应考虑临床糖尿病肾病的诊断。但必须要在确诊前排除其他肾脏病，必要时做肾活检。如发现伴有糖尿病视网膜病变，更是支持糖尿病肾病诊断的旁证。微量白蛋白尿：尿中蛋白的排出增加是糖尿病肾病的特征之一。依蛋白排出量可将糖尿病肾病分为早期肾病期与临床肾病期。微量蛋白尿是诊断早期糖尿病肾病的主要依据，糖尿病肾病患者尿白蛋白（ALB）、α_1-微球蛋白（α_1-MG）高于正常人，有助于早期诊断肾脏病变部位与病变程度，但由于其他因素如发烧、感染、运动、高血压，均可使蛋白暂时排出增加，故检验不能以一次阳性而定，最好间隔不同时间，多做几次尿蛋白的排泄率，更有诊断价值，如半年内有两次阳性就可诊断。血 α_1-MG、尿 α_1-MG是诊断糖尿病早期肾损害的敏感指标，对糖尿病肾病的早期诊断具有一定临床价值。尿 IgG、尿转缺蛋白（TRF）升高，对诊断早期糖尿病肾病具有价值，有学者提出胱蛋白酶抑制 C 反映肾小球滤过功能更敏感。

如果糖尿病患者检测的尿蛋白呈阳性，那么接下来需要进行尿蛋白定量检查，同时还要分析肾病的原因，排除其他疾病引起的尿蛋白。随机尿蛋白如呈阴性应筛查尿微量白蛋白，尿微量白蛋白的出现提示早期的肾小球病变，此时肾小球毛细血管滤孔尚未发生变化。

2.隐匿性糖尿病肾病

临床上，将微量白蛋白尿排泄率超过 20 μg/min（或尿白蛋白排出量超过 30 mg/24 h）和小于 200 μg/min（小于 300 mg/24 h）定义为隐匿性糖尿病肾病（微量白蛋白尿期）。由于尿白蛋白的排出受许多其他因素的影响，诊断早期糖尿病肾病应在非尿路感染、酮症状态、经血期及血压和血糖控制良好状态下，如过微量白蛋白尿为阳性，也并不代表就一定是糖尿病肾病，还应在 3~6 个月内再检查 2 次，3 次检查中如有 2 次呈阳性，并排除其他干扰因素则考虑可能为糖尿病肾脏改变引发。同时需参照白蛋白尿的程度：存在大量白蛋白尿，除外其他因素，可认为是糖尿病肾病；存在微量白蛋白尿，但同时伴有糖尿病视网膜病变，或 1 型糖尿病 10 年以上病程，除外其他因素，也可认为是糖尿病肾病。

3.而存在下述情况时的慢性肾脏疾病病因为非糖尿病所致：

(1)无糖尿病视网膜病变。

(2) GFR 低或迅速降低。

(3)尿蛋白排泄量迅速增加或肾病综合征。

(4)难治性高血压。

(5)存在活动性尿沉渣。

(6)存在其他疾病的症状或体征。

(7)给予血管紧张素转化酶抑制剂（ACEI）或血管紧张素受体拮抗剂（ARB）后 2~3 个月内 GFR 降低 > 30 mL/min。

4.在以下情况下应做肾活检以排外其他肾病：

(1)临床肾病期有管型尿。

(2)有非糖尿病肾病史。

(3)1周内尿蛋白迅速增加，蛋白尿 > 5 g/24 h。

(4)有蛋白尿而无视网膜病变者。

(5)肾功能下降无蛋白尿者。

(6)肾功能快速下降而无明显可解释的原因。

第二章
探秘糖尿病肾病

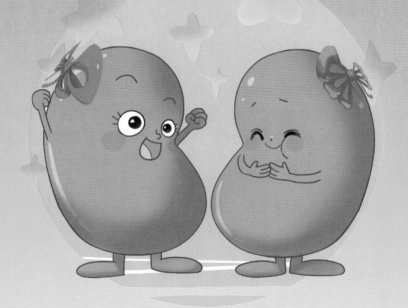

糖尿病肾病的发病机制是什么

我们要了解糖尿病肾病，首先我们要知道它是怎样发生的，这对于疾病的诊断和治疗是一个基础，只有解决了这个问题，才能更好地控制糖尿病肾病的发生和发展，从根本上解决问题。接下来就给大家介绍一下糖尿病肾病比较常见的几个发病机制，希望对大家更好地了解这个疾病有一定帮助。

1.高血糖相关代谢异常

说起糖尿病肾病，顾名思义就是由糖尿病引起的肾脏损害，而在糖尿病发病过程中，血糖升高是它的一个基本特征。因此，高血糖引起的相关代谢异常是导致糖尿病肾病发生的一个重要机制。它主要通过以下的几个因素来调控糖尿病肾病的发生。

(1)蛋白非酶糖化和糖基化终末产物生成

研究证明蛋白质与人体内的葡萄糖之间形成一种复杂物质，称非酶促糖基化终末产物，它参与糖尿病肾病的发生。糖基化终末产物的形成分为两步：第一步是葡萄糖分子游离醛基和蛋白质氨基酸上的一个氨基基团结合迅速生成 Schiff 碱基。随后，Schiff 碱基可缓慢发生化学重排，形成稳定但可逆的糖蛋白结合物，即非酶糖化产物。第二步是非酶糖化产物经脱水、重排后形成不可逆的糖基化终末产物，这种物质一旦生成后就不断累积于组织中，影响组织的结构和功能。糖基化终末产物的生成受 3 个因素影响：第一是血糖，其生成速率与葡萄糖浓度有关；第二是蛋白质与高浓度糖接触的时间；第三是蛋白质的半衰期，蛋白质半衰期越长，非酶糖化产物的积聚越明显，故长寿蛋白质如胶原、晶状体等受时间的影响，其产生修饰的可能性提高。

糖尿病肾病的基本病理改变包括肾小球肥大、细胞外基质堆积、基底膜增厚和肾小球硬化。上述改变的发生均与糖基化终末产物有一定的联系，它可通过下述作用造成肾脏损害：

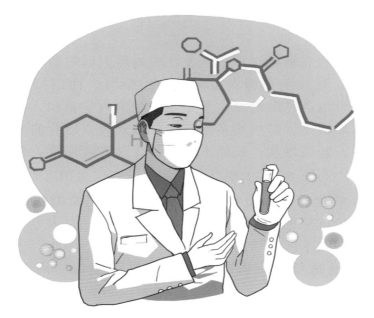

①糖基化终末产物能与肾小球基底膜成分和白蛋白发生交联，使蛋白质在组织中的沉积增加，细胞外基质成分经非酶糖化后具有抗基质降解酶的能力，在体内降解减慢，表现为糖尿病肾病患者系膜基质堆积、肾小球和肾小管基底膜的增厚，选择性通透能力的丧失和蛋白尿的发生。

②肾小球系膜细胞上有糖基化终末产物受体，糖基化终末产物与系膜细胞上特异性受体结合后，能增加系膜细胞对细胞因子的释放和细胞外基质的产生，进而导致肾小球肥大和肾小球硬化的发生。

③高糖作用下，葡萄糖与循环和组织中的蛋白质无须催化酶参与而结合，可促进自由基产生，参与氧化应激，加速慢性病变进展。

④此外，糖基化终末产物还参与糖尿病肾病肾血管病变和血液动力学改变的发生。值得指出的是，糖基化终末产物如一旦在高糖环境下形成，此后再严格控制血糖，也无法阻止糖基化终末产物交联过程的继续进行。

(2)多元醇代谢途径异常

多元醇通路由醛糖还原酶及山梨醇脱氢酶共同构成。肾脏多种组织细胞（包括肾小球基底膜、系膜细胞、上皮细胞）富含醛糖还原酶。

在糖尿病高糖状态下，继发性的细胞内高葡萄糖可激活醛糖还原酶，导致葡萄糖大量转换为山梨醇，而山梨醇极性很强，不能自由透过细胞膜，于是在细胞内大量蓄积，由此造成细胞内高渗状态。醛糖增多致细胞外基质胶原成分的非酶糖化作用增强，胶原增加；胶原水合增加，基底膜增厚，细胞肌醇减少，干扰Na^+；K^+-ATP酶活性，加重细胞代谢和功能损伤；山梨醇途径活化，还原型辅酶Ⅱ消耗增加，还原型谷胱甘肽减少，致机体抗氧化能力降低，自由基清除减少。大量细胞外液渗入，使细胞水肿，最后导致细胞结构破坏。因此，多元醇途径激活可能是慢性高血糖损害多种组织结构的启动和促进因素。

(3)蛋白激酶C的活化

蛋白激酶C广泛存在于人体的各种组织细胞中，是细胞内一组重要的蛋白激酶，属于丝氨酸-苏氨酸激酶家族，它能调节包括细胞收缩和细胞分裂在内的许多细胞功能。蛋白激酶C在胞质内无活性，在多种激素、生长因子、神经递质等作用下蛋

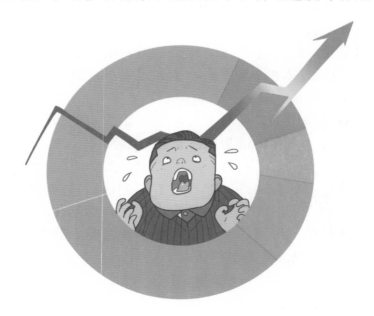

白激酶 C 活化，从细胞质移向胞膜，使细胞内多种蛋白质磷酸化，构成细胞内重要的信息网络系统，调控细胞的一系列生理、生化功能。

经典的蛋白激酶 C 活化途径是：当细胞受体接受胞外信号后，通过细胞膜上 G 蛋白偶联，活化磷脂酶 C，裂解磷脂酰肌醇二磷酸，生成肌醇三磷酸和二酯酰甘油。肌醇三磷酸促使 Ca^{2+} 由胞囊中释出或自胞外内流，使胞质内 Ca^{2+} 含量上升，协同二酯酰甘油激活蛋白激酶 C。蛋白激酶 C 一经激活后便产生多种短期的或长期的生物效应。短期效应包括激素、神经递质及多种细胞因子释放，离子通道的运转，营养物质的代谢，肌细胞的兴奋收缩偶联以及免疫和炎症反应等。长期效应主要参与调节基困的表达，蛋白质的合成及细胞的增殖与分化等。

在高血糖状态下，葡萄糖引起二酯酰甘油合成增加，导致细胞内二酯酰甘油含量升高，进而激活蛋白激酶 C。蛋白激酶 C 的活化可引起肾小球高灌注、高滤过，还可激活细胞内一些转录因子，启动和增强细胞外基质（纤维连接蛋白、层粘连蛋白和胶原蛋白IV）mRNA 的转录水平，使细胞外基质的合成增加。此外，蛋白激酶 C 能够调节血小板的黏附、聚集与分泌功能，刺激血管内皮细胞血管性血友病因子的生成，增加血浆或组织中纤溶酶原活化物抑制剂的含量和活性，从而促进了糖尿病血管病变的高凝、低纤溶和高血液黏度的形成。

(4)氧化应激

糖尿病时常伴有葡萄糖及糖化蛋白的自动氧化，使体内自由基过度聚集，损伤多种组织，攻击体内不饱和脂肪酸，产生脂质过氧化物和丙二醛。丙二醛与含游离氨基酸的蛋白质发生交联形成 Schiff 碱基，使血管基底膜增厚。自由基还可使结缔组织中透明质酸减少，失去黏性，使血管通透性增加。

(5)葡萄糖转运蛋白的异常

在对糖尿病肾病的研究中，人们注意到并非所有的糖尿病患者在其病程中都出现肾脏损害，在一些长期血糖控制良好的患者同样出现糖尿病肾脏损害。该现象表明在介导细胞内糖代谢紊乱过程中还存在一些独立于血糖浓度的因素。

在人体内葡萄糖无法自由通过细胞膜脂质双分子层结构进入细胞，细胞对葡萄糖的摄入需借助细胞膜上的葡萄糖转运体来完成。这种转运体就是葡萄糖转运蛋白。它的活性将直接控制细胞内葡萄糖的浓度，在介导糖尿病组织损伤中起重要作用。

在葡萄糖转运蛋白家族中目前已知的同形异构体有7个，它们由不同的基因编码合成。由于不同类型葡萄糖转运蛋白在功能上具有各自的特点和调控机制，因此，在身体各器官组织中葡萄糖转运蛋白分布是不同的。葡萄糖转运蛋白-1是肾小球系膜细胞上的主要葡萄糖转运体。系膜细胞内葡萄糖摄入的多寡与葡萄糖转运蛋白-1的功能状态直接相关。有研究表明葡萄糖转运蛋白-1基因过度表达的系膜细胞在正常糖浓度培养条件下就能表现出一些正常细胞只有在高糖环境下才能表现出来的某些异常改变，如细胞肥大、细胞外基质产生增多。上述结果表明系膜细胞葡萄糖转运蛋白-1本身功能状态是决定细胞内糖代谢的一个关键环节。因此，糖尿病患者不同个体间系膜细胞葡萄糖转运蛋白-1功能表达及调控上的差异有可能是部分患者易患肾脏损害的因素之一。

带着这个问题，我们对葡萄糖转运蛋白-1基因多态性在糖尿病患者中的分布进行了分析。葡萄糖转运蛋白-1基因第2内含子中存在一个限制性内切酶XbaI（-）的酶切点。该酶切点在不同个体间存在着变异。研究发现XbaI（-）等位基因与糖尿病肾病的发病密切相关。糖尿病肾病患者XbaI（-）等位基因的携带率不仅明显高于正常人群，而且也比糖尿病不伴肾病的患者高。为了进一步从功能上论证XbaI（-）等位基因与糖尿病肾病发生之间的联系，研究者通过皮肤活检从葡萄糖转运蛋白-1不同基因型糖尿病患者获取皮肤成纤维细胞，观察来自葡萄糖转运蛋白-1不同基因型成纤维细胞葡萄糖转运蛋白-1的功能。结果发现携带XbaI（-）等位基因者其成纤维细胞葡萄糖的摄入率明显高于不携带该等位基因者。证实了葡萄糖转运蛋白-1基因多态性在不同个体间的分布有可能通过其对细胞膜上葡萄糖转运蛋白-1功能的影响参与糖尿病所致组织损伤的发生。为了进一步深化上述认识，研究者又对人肾小球系膜细胞上葡萄糖转运蛋白-1以及糖尿病患者肾组织中葡萄糖转运蛋白-1的改变进行了观察。发现人肾小球系膜细胞上有功能性葡萄糖转运蛋白-1的表达。糖尿病肾病患者肾组织中葡萄糖转运蛋白-1的表达明显增多，其表达强度与肾脏病变的程度相关。

2.血流动力学异常

尽管高血糖在糖尿病肾病的发病中起关键性的作用，但血流动力学障碍的作用也不可低估。早在1978年研究者们就发现部分夹闭糖尿病大鼠一侧肾动脉后，尽管双肾处于同一血糖水平，但高血压侧（未夹闭侧）肾小球硬化比低血压侧（部分夹

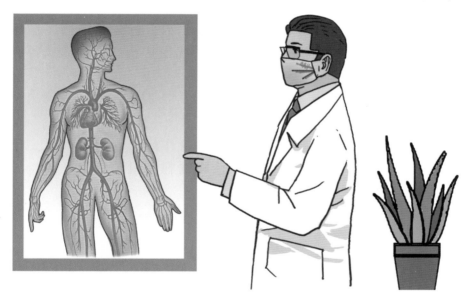

闭侧）更严重，这提示了血流动力学障碍在糖尿病肾病发病中的重要性。糖尿病早期肾小球滤过率增高的患者，较早期无高滤过改变者更容易发生蛋白尿和糖尿病肾病。

(1)糖尿病对肾脏血流动力学的影响包括两个方面：

①是全身高血压的影响。

②是肾内血流动力学的改变。

肾内血流动力学的改变直接参与了糖尿病肾病的发生，而

肾小球高滤过则在其中起关键作用。肾小球高滤过机制与高血糖状态有关，高血糖增加肾血流量而使肾小球滤过率增高。Carmines等研究认为，这可能与肾小球入球小动脉电压门控钙离子通道受到高血糖抑制，导致肾小球血流自我调节机制的失衡所致。严格控制血糖可使糖尿病患者肾小球滤过率降低，增大的肾脏恢复正常。此外，明显高蛋白负荷后肾小球滤过率也升高；给予低蛋白饮食，肾小球滤过率降低，蛋白尿排出减少。

(2)在糖尿病肾病血流动力学障碍中肾素-血管紧张素系统与一氧化氮发挥着重要作用。

肾素-血管紧张素系统是调节动脉血压和体内液体容量平衡的重要机制之一。肾素-血管紧张素系统通过全身及局部的作用调节糖尿病肾病早期肾脏血流动力学变化，参与糖尿病肾病的发生与发展。早期肾素、血管紧张素Ⅱ水平正常或降低，糖尿病肾病伴蛋白尿时肾素-血管紧张素系统受抑状态随糖尿病肾病进展而加重。

①肾素-血管紧张素系统中的血管紧张素Ⅱ在多种病理生理过程中均起到重要作用：

◆血管紧张素Ⅱ具有强烈的缩血管作用，收缩肾入球、出球小动脉，通过分布于肾血管和系膜细胞等组织细胞上的特异

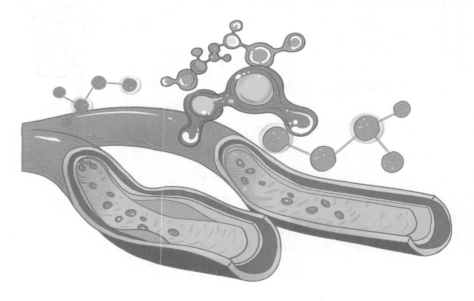

性受体发挥作用，收缩入球和出球小动脉，尤其收缩出球小动脉致肾小球跨壁毛细血管静水压升高，导致肾小球内压力增高，肾小球滤过率也相应增高。

◆血管紧张素Ⅱ可进一步促进前列腺素合成。糖尿病情况下，肾组织前列腺素合成增加主要与花生四烯酸释放增加有关。前列腺素可扩张肾入球小动脉，加重肾小球内高压。

◆血管紧张素Ⅱ可促进细胞增生及刺激细胞生长因子的合成与分泌，促进系膜细胞增生肥大及分泌基质增加，使滤过膜通透性增加而产生蛋白尿。

②一氧化氮是人体重要的内源性扩血管物质和血管平滑肌、系膜细胞增生抑制剂，其合成的关键酶一氧化氮合酶广泛分布于肾组织细胞中。

一氧化氮能下调血管紧张素转化酶活性和血管紧张素Ⅱ的1型受体的产生，从而起到拮抗血管紧张素Ⅱ的作用。研究发现糖尿病时一氧化氮表现为由早期升高到晚期下降的过程。有人认为这是因为高血糖状态下细胞外液容量扩张所致的切应力过高导致了一氧化氮合酶的活性增高，也是人体对糖尿病初期肾小球高滤过状态的一种代偿机制；而病程后期一氧化氮下降的机制可能与多种因素有关，糖基化终产物（AGEs）和血管紧张素Ⅱ增多对一氧化氮的抑制作用是糖尿病后期一氧化氮下降的重要原因之一。

3.细胞因子及生长因子

在糖尿病肾病的发病过程中细胞因子和生长因子的分泌异常也扮演着重要角色。肾小球的固有细胞、肾小管上皮细胞和间质细胞可合成分泌多种细胞因子和生长因子，如转化生长因子-β、胰岛素样生长因子、血管内皮生长因子、血小板衍化生长因子、结缔组织生长因子、肝细胞生长因子、白细胞介素、肿瘤坏死因子和内皮素等，并通过自分泌、旁分泌和内分泌途径发挥其病理生理作用（如系膜细胞增殖、细胞外基质增加及系膜区扩张），最终导致糖尿病肾病发生。在糖尿病情况下，上述细胞因子的表达受胰岛素和血糖水平、糖基化终末产物、蛋白激酶C活性、血流动力学的改变、血管活性因子、脂蛋白和蛋白质摄入量等因素的调控。它们在上述因素的调控下相互影响，相互制约构成了糖尿病肾病发病过程中复杂的细胞因子网络，其中转化生长因子-β_1为核心因子。

(1)转化生长因子-β

转化生长因子-β作为一种细胞间信号蛋白，可调节多种靶基因的表达，在细胞增殖、识别、凋亡、特殊分化及细胞外基质合成中发挥重要作用。转化生长因子-β包括转化生长因子-β_1、-β_2、-β_3。转化生长因子-β_1是由单核-巨噬细胞、血管内皮细胞、肾小球系膜细胞等产生的相对分子质量为25 kDa多肽生长因子，能够通过自分泌或旁分泌作用，调节细胞分化、生长与细胞外基质代谢；转化生长因子-β_2主要在视网膜组织中表达；转化生长因子-β_3主要由间质起源的细胞产生。

转化生长因子-β_1在糖尿病肾病发病中的作用可以概括为：促使肾脏细胞发生细胞肥大，增加系膜细胞细胞外基质的产生，并通过增加基质降解酶抑制物活性，抑制基质降解酶合成而减少细胞外基质的降解。此外，转化生长因子-β_1还可以刺激细胞合成细胞外基质受体，触发细胞与细胞以及细胞与细胞外基质的相互作用。大量体外实验发现，转化生长因子-β_1可促进系膜细胞合成细胞外基质，同时还可抑制蛋白水解酶mRNA的表达、合成和分泌，使细胞外基质降解所需的基质金属蛋白酶产生减少，活性降低，并刺激基质金属蛋白酶组织抑制剂的产生，从而使细胞外基质降解减少，促使其在肾小球系膜区沉积。高糖、糖基化终末产物、活性氧簇、环氧合酶、血小板活化因子增多均可增加转化生长因子-β_1水平。

转化生长因子-β_1通过抑制细胞周期G期向S期转化来抑制细胞增生、诱导细胞肥大，导致糖尿病肾小球硬化主要是晚期糖基化终末产物与肾小球上的糖基化终末产物受体结合使血管内皮生长因子和血管细胞黏附分子-1表达增加，促使肾小球内单核巨噬细胞增多，系膜增生、基底膜增厚，出现肾小球硬化及蛋白尿。

转化生长因子-β₁在促进肾小管间质纤维化方面的作用表现为：

◆促进成纤维细胞和单核细胞的趋化作用，诱导近曲小管和远曲小管上皮细胞表达单核细胞趋化蛋白-1（CD4趋化细胞因子），介导炎症细胞在肾组织的浸润，造成肾小管间质纤维化，促进肾小管间质病变的发生；

◆促使肾小管上皮细胞转化为成纤维细胞，进而促进肾小管间质纤维化；

◆上调葡萄糖转运体1，使系膜细胞对葡萄糖的摄取明显增高，葡萄糖的高摄入、高代谢可通过蛋白激酶C使激活蛋白活化，纤连蛋白生成增多，导致肾小管间质纤维化。

(2)胰岛素样生长因子

胰岛素样生长因子是一类广泛存在于机体多种组织中的蛋白多肽。体循环中的胰岛素样生长因子主要由肝细胞分泌，受控于垂体的生长激素，除这种内分泌方式外，哺乳动物几乎所有的组织和细胞都能以自分泌/旁分泌的形式分泌胰岛素样生长因子。胰岛素样生长因子家族有 3 种肽类激素：胰岛素、胰岛素样生长因子-Ⅰ、胰岛素样生长因子-Ⅱ。生长激素/胰岛素样生长因子-Ⅰ轴正常时：生长激素通过肝脏生长激素受体，促进

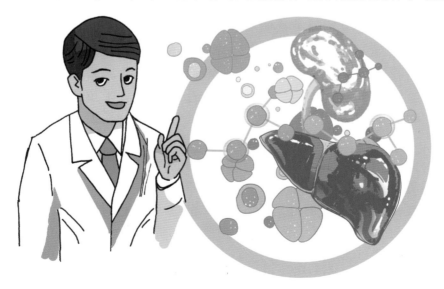

肝脏胰岛素样生长因子-Ⅰ的基因表达、合成和释放；同时，胰岛素样生长因子-Ⅰ反馈抑制垂体生长激素的释放，保持血清胰岛素样生长因子-Ⅰ的浓度和血清生长激素水平在 24 h 内大致平行。胰岛素样生长因子-Ⅰ能介导生长激素的大部分作用，包括促进生长和合成代谢；促进细胞增殖、分化、成熟，抑制细胞凋亡；并有降低血糖、调节免疫等作用。

胰岛素样生长因子-Ⅰ主要通过刺激肾小球系膜区细胞外基质成分的产生和降低系膜细胞胶原蛋白的降解引起系膜区基质的堆积。动物实验证实，胰岛素样生长因子-Ⅰ受体的高表达是胰岛素样生长因子-Ⅰ导致肾小球肥大的主要原因。在早期糖尿病肾病大鼠中肾脏的肥大和肾小球的高滤过均伴随着肾脏胰岛素样生长因子-Ⅰ的积聚、胰岛素样生长因子-Ⅰ受体的过度表达和胰岛素样生长因子结合蛋白水平的改变。临床期糖尿病肾病患者血液循环中胰岛素样生长因子-Ⅰ水平明显升高，一方面刺激肾小球细胞基质成分的产生，另一方面刺激肾小球系膜细胞增生引起细胞肥大、肾血流量增加和肾小球滤过率增加，促进糖尿病肾病的发展。同时，由于肾脏血流增加，可提供较多的氧和营养物质而抑制肾脏细胞凋亡；故胰岛素样生长因子-Ⅰ对糖尿病肾病的发展有着双重作用。

(3)血管内皮生长因子

血管内皮生长因子基因有 5 种不同的转录子，可促进血管内皮细胞增殖、诱导血管生成、增加血管通透性以及保护血管等。血管内皮生长因子通过其受体磷酸化，激活磷脂酰肌醇激酶和丝氨酸/苏氨酸蛋白激酶，促使近端肾小管上皮细胞蛋白质合成和细胞肥大。在糖尿病肾病时血管内皮生长因子可刺激血管内皮细胞增殖与分化，增加其通透性，使大量血浆蛋白、纤维蛋白、黏附分子漏出，促进蛋白尿的产生。这些漏出物可促进平滑肌细胞、成纤维细胞和上皮细胞的增生，造成肾小管间质纤维化；参与新生血管形成，引起肾小球毛细血管数量的增加；参与肾小球和肾小管的细胞肥大；促进Ⅳ型胶原的合成，导致肾小球基底膜增厚。另有研究表明，高糖状态下各种细胞因子如转化生长因子-β、血小板衍生生长因子、血管紧张素Ⅱ

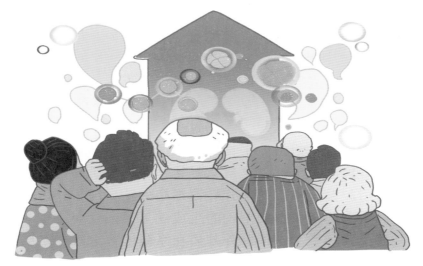

等均可以上调血管内皮生长因子的合成和分泌。

(4)血小板衍生生长因子

血小板衍生生长因子是一种主要来源于血小板、对多种细胞具有生长促进作用的肽类细胞活性因子。血小板衍生生长因子作为强有力的丝裂原直接作用于系膜细胞，刺激其DNA合成和分裂、增殖，增加细胞外基质。在代偿性肾肥大及糖尿病肾病的发生机制中，血小板衍生生长因子和血小板衍生生长因子受体的产生均增强，维持系膜细胞持续增生，以致肾小球肥大。有研究显示早期糖尿病肾病患者肾小球内合成血小板衍生生长因子及其受体的细胞明显多于正常人和晚期糖尿病肾病患者，提示血小板衍生生长因子可能在糖尿病肾病发病过程中起一定作用。

(5)结缔组织生长因子

结缔组织生长因子广泛存在于人类多种组织器官，尤其是在肾脏中含量最高。生理状态下肾小球内上皮细胞、系膜细胞、肾间质成纤维细胞、肾小管上皮细胞和管周毛细血管内皮细胞内均可分泌少量结缔组织生长因子。结缔组织生长因子实际上是转化生长因子-β发挥生物学效应的下游因子。

结缔组织生长因子的生物学功能包括：

◆促进细胞增殖分化；

◆介导细胞黏附和转移；

◆提高细胞外基质的含量，促进器官纤维化；④诱导细胞凋亡，促进血管形成。

在糖尿病肾病发病时结缔组织生长因子可以抑制系膜细胞周期素/周期素依赖蛋白激酶复合物形成，使系膜细胞停滞于G1期，导致系膜细胞肥大，分泌过多的细胞外基质蛋白。在人体系膜细胞中，结缔组织生长因子通过联合蛋白激酶C信号和三磷酸鸟苷酶（GTPase）家族信号转移途径致肌动蛋白细胞骨架解离，引起系膜细胞迁移，导致细胞外基质沉积；还可通过上调金属蛋白酶组织抑制剂-1的生成或与其联合作用，减少细胞外基质的降解，引起细胞外基质在系膜区大量沉积。结缔组织生长因子可刺激肾小球细胞过度增殖，导致糖尿病肾小球硬化的发生。结缔组织生长因子在刺激肾小球硬化的同时也可刺激肾小管间质纤维化。

(6)肝细胞生长因子

肝细胞生长因子在胰腺胚胎发育及由胰岛 β 细胞引起的自身免疫型糖尿病患者的血液中都可以检测到，可刺激多种类型的细胞分化、增殖、运动、迁移及新生血管形成。肝细胞生长

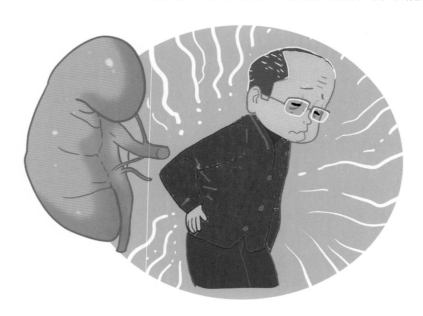

因子是一种潜在的抗纤维化细胞因子，通过促进细胞的生长、实质细胞中间质结构的有序化来参与损伤和纤维化后肾组织的重修和再生。

糖尿病大鼠模型证实高糖刺激下肝细胞生长因子/肝细胞生长因子的膜受体的表达于早期达高峰，这可能是由于高糖有害信号刺激使细胞产生的一过性防御反应。随着高糖持续作用，细胞产生防御反应的能力下降，肝细胞生长因子表达逐渐下降，细胞外基质成分进行性增多，系膜肥厚，导致肾小球硬化。在特发性新月体性肾小球肾炎（RPGN）小鼠中，中和内源性肝细胞生长因子可强烈加速肾纤维化和肾功能障碍的发展，而给予肝细胞生长因子则可减轻肾组织损伤，促肾小管上皮修复，减轻肾小管间质纤维化，使肾小管的形态和功能很快恢复正常，缓解、阻止了肾纤维化和慢性肾衰竭的发生。

肝细胞生长因子对肾小球的影响主要为：

◆肝细胞生长因子抑制高糖刺激下的转化生长因子-β的产生，从而抑制转化生长因子-β引起的肾脏肥大，细胞外基质增多，基底膜增厚以及肾小球硬化。

◆缓解肾小球的高滤过状态，减缓糖尿病肾病的发展。

◆对肾小球内皮细胞有直接的保护作用。

◆下调结缔组织生长因子（结缔组织生长因子）水平；

◆降低血压保护肾脏。

◆促进细胞生长、实质细胞中间质结构有序化，从而参与损伤和纤维化后肾组织的重修和再生，缓解肾小球硬化。

4.炎症

炎症是近几年研究糖尿病肾病发病过程中出现的一个新概念，也是目前讨论和研究的一个热点。大量的临床和动物研究表明在包括糖尿病肾小球硬化症在内的糖尿病微血管并发症中，炎症是重要的致病机制。无论是在1型还是2型糖尿病患者中循环炎症标记物都是增加的，大量炎症标记物与白蛋白尿、肾小球细胞外基质蛋白沉积及终末期肾病风险增加有关。肾脏的固有细胞与进入肾脏的外来细胞均可以参与糖尿病肾病的炎症损伤。

糖尿病肾病的炎症机制涉及多种分子，包括前列腺素和活性氧等小分子炎症介质和细胞因子、黏附分子、小分子激素以及核转录因子等。血管紧张素Ⅱ在糖尿病肾病发生中的作用已经得到广泛认同，除了可通过血流动力学机制作用以外，还可直接激活NF-κB，介导肿瘤坏死因子-α、白细胞介素-6以及单核细胞趋化蛋白-1等炎症介质的合成。

肿瘤坏死因子-α在糖尿病肾病中的作用机制研究较多，其主要作用包括：

①参与胰岛素抵抗。

②直接刺激系膜细胞收缩、增生、分泌炎症介质；③损伤内皮细胞，激活凝血与炎症机制。

④诱导肾小管上皮细胞凋亡。

⑤参与糖尿病肾病的发生与发展。

此外，炎症机制在糖尿病肾小球硬化症中的重要性还表现在许多预防或缓解人类糖尿病肾小球疾病的药物具有抗炎性。

最后，需要强调的是肾小球细胞在糖尿病时，特别是随着肾小球损伤的进展产生大量炎症介质，这些炎症介质能够扩大炎症损伤，甚至引起全身反应。

5.遗传异常

在此有人可能会问糖尿病肾病的发生到底与遗传有关吗？答案是肯定的！

近年来，越来越多的研究表明遗传因素在糖尿病肾病的发病中占据相当重要的地位，环境因素和遗传因素相互作用决定了糖尿病肾病的易感性。

流行病学资料表明，并不是所有的糖尿病患者都会发生糖尿病肾病，其中只有40%的患者在病程中并发糖尿病肾病，而且很多患者糖尿病肾病的发生不完全与高血糖直接相关。糖尿病控制和并发症试验（DCCT）以及英国前瞻性糖尿病研究（UKPDS）的结果都表明，在一些长期血糖控制良好的患者中

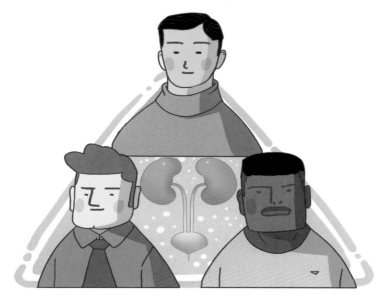

同样可能发生糖尿病肾病，表明除高血糖这个因素外，糖尿病肾病的发生还与个体对糖尿病肾病的易感性有关。另外，糖尿病肾病的发生在糖尿病发病后的 17 年内呈逐渐增高的趋势，此后其发生率不再增加，并且开始下降。该现象再次表明糖尿病肾病的发生不是糖尿病病情发展的必然结果，不易感者似能长期幸免于罹患糖尿病肾病。在不同种族间糖尿病肾病的发生率有明显的差异，如美国皮马印第安人糖尿病患者中糖尿病肾病的发生率可以高达 80%，而一般的白种人则为 30%~40%。此外，糖尿病肾病的发生还表现出一定的家族聚集倾向，1 型糖尿病患者如果并发了糖尿病肾病，其患糖尿病的兄弟姐妹 30 年后发生糖尿病肾病的累计危险性为 71.5%；而糖尿病患者无糖尿病肾病者，其患糖尿病的兄弟姐妹发生糖尿病肾病的累计危险性为 25.4%。这些现象都表明，遗传背景在糖尿病肾病的发生中起重要作用。

　　糖尿病是一个多基因疾病，在糖尿病及糖尿病肾病的发生中致病基因与易感基因之间的相互作用、相互影响构成了糖尿病肾病基因研究的复杂性。致病基因和疾病易感基因是两个不同的概念。它们与疾病发生的关系不同，检测确定的方法也不同。如果是糖尿病的致病基因，在进行家系分析中可以发现该基因的突变是按孟德尔遗传方式进行遗传，这种基因突变在正常人群非常罕见。携带这种突变基因的糖尿病患者临床上表现出相应的病理生理学改变。而要确定糖尿病的一些易感基因则影响因素较多。因为这类基因突变在正常人群中有相当高的携带率，而在一些糖尿病患者中则并不一定出现。此外，这类突变基因对其表型的影响往往受其他基因或环境因素的干扰，使这类基因较致病基因的研究更加困难。因此，糖尿病肾病基因背景的研究中，选择正确的候选基因非常重要。

高血糖是糖尿病最突出的特征，因此寻找糖尿病肾病易感基因的研究很多都是围绕糖代谢展开的。细胞内葡萄糖的异常堆积所致的葡萄糖毒性作用是糖尿病并发症形成的基础。葡萄糖必须借助细胞膜上的葡萄糖转运蛋白才能进入细胞内。研究发现，如果将葡萄糖转运蛋白-1基因转入肾小球系膜细胞，这种过度表达葡萄糖转运蛋白-1的细胞在细胞外糖浓度正常的情况下，也能使细胞糖的摄入明显增加，并同时表现出细胞功能的异常。可见不同个体间葡萄糖转运蛋白-1基因功能上的差异有可能导致对糖尿病肾病易感性的不同。醛糖还原酶、糖基化终末产物受体也是与糖代谢相关的糖尿病肾病候选基因。

糖尿病合并糖尿病肾病者高血压和冠心病的发生率也很

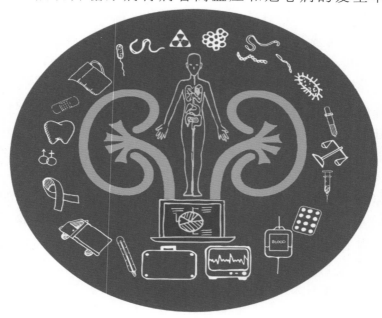

高，而且在糖尿病肾病的直系亲属中，高血压、冠心病和胰岛素抵抗的发生率明显高于对照人群。这提示糖尿病肾病与心血管疾病在发生过程中所涉及的基因中有些可能是相同的。因此，在有关糖尿病肾病易感基因的研究中，除糖代谢外，确定候选基因主要集中在肾素-血管紧张素系统成分（如血管紧张素转化酶、血管紧张素原、血管紧张素 Ⅱ 受体、钠-氢交换体蛋白基因等），脂质代谢（如对氧磷脂酶 2、载脂蛋白 E、亚甲基四氢叶酸还原酶基因等），细胞因子和生长因子（转化生长因子-β、内皮素、一氧化氮合酶、心钠素等），以及细胞外基质成分（如硫酸肝素核心蛋白、Ⅳ 型胶原和转化生长因子-β 等）。

目前，国内外有大量关于上述基因中的一些特殊基因型与糖尿病肾病的发生相关的研究报道，其中比较有代表性的是血管紧张素转化酶基因多态性的研究。血管紧张素转化酶基因定位于 17 号染色体，在肺、血管、内皮组织、肾、心脏、睾丸等多种组织中表达。在糖尿病肾病发病中，血管紧张素 Ⅱ 的作用已从实验和临床研究中得到了充分的肯定，尤其是循证医学提供的证据表明，应用血管紧张转化酶抑制剂能够有效地减少蛋白尿，保护肾功能，延缓肾脏慢性化病变的形成和进展。血管紧张素转化酶是体内血管紧张素 Ⅰ 转化形成血管紧张素 Ⅱ 的一个重要限速酶。因此，血清血管紧张素转化酶活性直接关系到体内血管紧张素 Ⅱ 的水平。血管紧张素转化酶基因第 16 号内含子中存在缺失（D）和插入（I）多态性，在人群中可以表现为 DD 型、DI 型和 II 型。不同基因型携带者中，其血清血管紧张素转化酶的水平存在差异，以 DD 型最高，DI 型次之，II 型最低。研究发现，携带血管紧张素转化酶基因 DD 型的糖尿病患者，糖尿病肾病的发生率明显高于其他基因型患者。表明血管紧张素转化酶基因多态性导致了不同基因型携带者之间血清血管紧张素转化酶水平的差异，这种差异影响着个体对糖尿病肾病的易感性。

以上所述的这一套发病机制对于大家可能比较难理解，希望能对大家有所帮助。下面的这部分内容就比较直观、易懂，要给各位糖尿病患者敲响警钟。

二　糖尿病肾病的发病率与危害

1.发病率

自胰岛素应用以来，糖尿病患者因急性并发症(如酮症酸中毒)而死亡者已显著减少，但随着糖尿病患者寿命的延长，慢性并发症已成为糖尿病患者的主要死因，其中糖尿病肾病所致尿毒症是主要死因之一。世界各国2型糖尿病患病率不断增加，据世界卫生组织（WHO）估计，2000年至2030年全球2型糖尿病患病率将从2.8%升至4.4%，患者人数由1.71亿增至3.66亿。近20年来，我国2型糖尿病患病率显著增加。1981年我国糖尿病研究协作组普查了14个省市30万人口，其患病率是0.7%（标准化后为0.674%），40岁以上为2.35%。1994年，全国19省市21万人的调查显示25~64岁年龄段糖尿病的患者率为2.5%，比1980年增长了近3倍。再就华人而言，如糖尿病患病率在我国台湾为11%（1995年）。2000年，中国香港居民中35~64岁男性患病率为9.5%，女性为10.2%，肾替代治疗的糖尿病肾病患者为151/100万，肾替代治疗患者中当年新患者约29%由糖尿病肾病所致。进入21世纪，随着我国经济发展和人民生活水平的提高，2型糖尿病患病率进一步提高。2002年，全国营养调查表明我国18岁以上人口中，城市糖尿病的患病率为4.5%，农村为1.8%。糖尿病肾病是糖尿病的严重并发症之一，出现在30%~40%的1型糖尿病和10%~20%的2型糖尿病患者中。随着2型糖尿病患病率增加，糖尿病肾病患病率也呈现不断上升趋势，在过去10年里美国糖尿病肾病的患病率增加了150%，在欧洲和日本也有相似的升高。在加拿大本地居民64岁以上者，男性30%，女性35%（2000年）。近20年来我国肾脏病的疾病谱正发生变化，虽然原发性肾小球疾病与20多年前相比仍占绝对优势，但其所占的比例已由原来的78.3%降至66.8%，而继发性肾小球疾病所占比例则由原来的21.7%升至

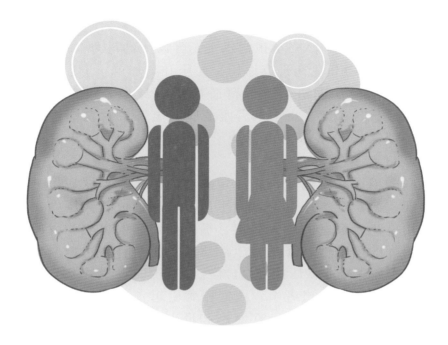

33.2%，其中糖尿病肾病所占比例达6.6%。

　　因心血管病死亡的糖尿病肾病患者数为无蛋白尿糖尿病患者的4倍，为一般健康人的37倍。据加拿大报道，1990年，终末期肾病患者中22%由糖尿病肾病引起，至1998年增高到30%。1996年，Frie等报道，美国1992年共有205 798名终末期肾病患者进行透析和肾移植，其中糖尿病患者占27.2%，该年新发生的终末期肾病为54 586人，糖尿病肾病占36.3%。1998年，新生的终末期肾病由糖尿病所致者达40%。糖尿病肾病已成为西方国家慢性肾衰竭的最主要病因性疾病（居第1位）。

2.危害

　　首先我们来看看糖尿病肾病给自身带来的危害。糖尿病引起的肾脏病变可累及肾血管、肾小球、肾小管和间质，其中糖尿病性肾小球硬化症是糖尿病特有的肾脏并发症，称为糖尿病肾病。若在20岁以前确诊糖尿病，以后的20年内约50%患者发生糖尿病肾病，20年以上者几乎达100%。糖尿病肾病起病隐袭，进展也较缓慢。初期常无临床症状，蛋白尿也是间歇性的，易被忽视。一旦出现持续性蛋白尿，则不可逆转，肾小球滤过率由代偿性升高降至正常水平，继以大约每月 1 mL/min 的速度下降。1~2 年后出现高血压，血压升高加重尿蛋白的排泄，加速糖尿病肾病的进展，而肾脏病变本身又导致血压更为升高，形成恶性循环。6~7 年后血清肌酐上升，肾功能进行性减退。一般来说，从尿蛋白到死于尿毒症平均为 10 年，尿蛋白 >3.0 g/d 者多在6年内死亡。

同时糖尿病肾病还带来一定的社会危害。糖尿病是一种终身性疾病，长期治疗对患者的生活及精神造成很大压力，昂贵的费用是患者家庭的巨大负担。糖尿病肾病的发生和发展更加重了治疗的困难性，降低了生活质量。据统计，由糖尿病肾病导致尿毒症者较非糖尿病者高17倍。在美国，因肾衰竭而进行透析或肾移植治疗的患者中，由糖尿病引起者占 25%~30%，是终末期肾病的最常见原因。在欧洲和日本，糖尿病肾病是接受肾移植的第 2 位原因。糖尿病肾病患者进行血液透析治疗时常因血管病变而需多次造瘘，易形成空气栓塞，感染率也由此升高。Jaeobs 等报道欧洲 1 098 例维持性血液透析患者，其第 1 年存活率为 67%，第 2 年存活率为 49%，1 型糖尿病患者的病死率约为非糖尿病患者的 2.5~3.0 倍。肾或胰-肾联合移植是目前治疗晚期糖尿病肾病最有效的办法。自采用免疫抑制剂以来，肾移植的 5 年存活率明显升高，但糖尿病患者由于心、脑血管合并症和感染率升高，肾移植的 5 年存活率仍较非糖尿病者低 10%。且由于供体来源困难和经济等方面的原因，也限制了应用。

3.哪些人容易患糖尿病肾病

接下来我们要讨论一个大家比较关心的问题，那就是到底什么样的人容易得糖尿病肾病？

研究证实，影响糖尿病肾病发生发展的危险因素很多，除高血压、高血脂、高血糖、高胰岛素血症、病程等公认因素外，血液高凝状态、吸烟、肥胖等也与糖尿病肾病有关。

(1)病程与糖尿病肾病的关系已明确，患糖尿病 5 年以上为糖尿病肾病危险因素，这类人群需定期检测肾功能，早期发现病变有利于疾病的远期转归。

(2)糖尿病患者伴有高血压时也容易发生糖尿病肾病。升高的全身血压尤其是肾小球内压使肾脏中、小动脉血管壁内皮细胞和平滑肌细胞结构发生改变，在肾小球硬化中起关键作用。因此，糖尿病患者血压控制一定要达标。

(3)血糖控制不佳的患者要提高警惕，因为过高的血糖可引起钠和体液容量扩张，传递至肾脏入球小动脉引起球内压力增高，加重了肾小球内的高灌注和高滤过，肾小球滤过膜通透性增加，大分子物质沉积在系膜区，系膜区扩张导致糖尿病肾病发生。高血糖可使肾小球系膜外基质合成增加，基底膜增厚，肾小球系膜扩张。血糖升高还可引起血液动力学改变，加重高血压，造成或加重糖尿病微血管并发症。

(4)高胆固醇血症是糖尿病肾病发生发展的重要危险因素在多数学者中已达成共识。脂代谢紊乱是糖尿病的独立危险因素，高脂血症可导致肾小球高滤过，加重糖尿病患者的肾脏损害。脂代谢紊乱造成的脂质过氧化物堆积，对内皮细胞的

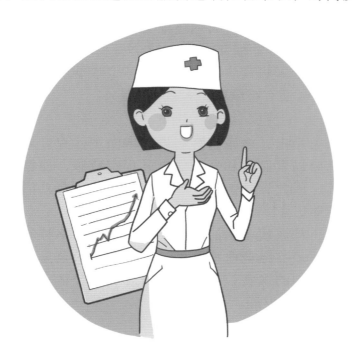

完整性及功能有损坏作用，脂质沉积尚能损伤肾小球系膜细胞移动和收缩功能从而促进糖尿病肾病的进展。另外明显增高的三酰甘油可与葡萄糖竞争进入细胞内造成胰岛素抵抗，高三酰甘油血症还可干扰胰岛素与周围组织受体结合，减弱胰岛素作用。

(5)还有一部分存在高胰岛素血症的患者也容易进展为糖尿病肾病。在肾脏疾病的早期高胰岛素血症就已存在，并与肾脏损害相平行，其影响主要为扩张入球小动脉致肾小球滤过率升高、增加钠潴留等都会对肾脏产生不利的影响。同时还能使血管内皮细胞和平滑肌细胞增殖，促进肾小球硬化的发生。

(6)糖尿病肾病患者血液多呈高凝状态，有研究表明全血黏度、血浆黏度、血细胞比容、血小板黏附率糖尿病肾病组较非糖尿病肾病组有显著性差异，这可能是由于糖尿病肾病是微血管并发症之一。微血管病变导致微循环障碍，引起肾脏血流动力学异常及血液性状的改变，使血液黏度增加，血流缓慢停滞，血小板凝聚力增加，降低向组织供氧，从而加重肾脏缺血、缺氧、损害肾脏。

(7)吸烟与糖尿病肾病的有关报道并不多见，有研究指出吸烟与糖尿病肾病可能相关。吸烟干扰胰岛素正常发挥作用，增加糖尿病病死率。吸烟还能减弱糖尿病对去甲肾上腺素的敏感性，增强其缩血管效应，使全身血压及肾小球内压升高，可能加重糖尿病肾病发生。所以各位嗜烟的糖尿病患者要权衡轻重了，吸烟有害健康！

(8)肥胖也与糖尿病肾病的发生、发展有一定关系，许多糖尿病专家指出，糖尿病肾病发病率随肥胖程度增加，且肥胖常伴有高胰岛素血症和高脂血症，损害肾脏，使糖尿病肾病患病率增高。因此，这部分人群也应定期检查肾功能，早发现早治疗，终身受益！

所以防止糖尿病肾病的发生、发展，除严格控制血压、血脂、血糖外，还需降低血液黏度，减少血小板聚集，同时要戒烟，并进行合理的饮食控制及体育锻炼，减轻体重，以延缓糖尿病肾病的发生、发展。

第三章
糖尿病肾病的治疗

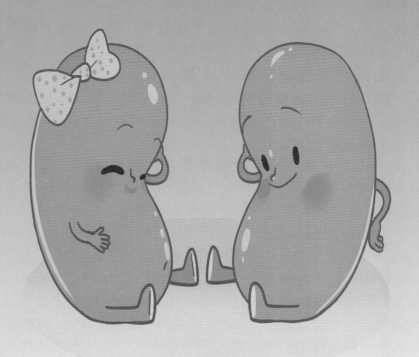

糖尿病肾病患者如何控制血糖

1.血糖控制与糖尿病并发症

糖尿病的并发症包括糖尿病微血管并发症和糖尿病大血管并发症（累及冠心病、脑血管疾病和周围血管疾病等），其中微循环障碍、微血管形成和微血管基底膜增厚是糖尿病微血管病变的较具特征性改变。机体全身遍布微血管，故其损害几乎可累及全身各组织器官，但通常所称的糖尿病微血管病变则特指糖尿病视网膜病、糖尿病肾病和糖尿病神经病变。

2.国际大型糖尿病临床试验

早期及有效的血糖控制可以减少并发症发展以及延缓疾病进展，而说到血糖控制的重要性，就一定要谈及英国的UKPDS试验以及美国的DCCT研究。

为了减少并发症的发生和发展，提高糖尿病患者的生活质量，医学家们做了不懈的努力。英国前瞻性糖尿病研究是针对2型糖尿病在英国进行的最大的糖尿病研究，它涉及英格兰、苏格兰、威尔士及北爱尔兰的23个糖尿病中心，是由Robert Turner和Rury Holman教授发起的，花费了英国糖尿病基金200万英镑。这个为期20年的研究，目的是为了回答2型糖尿病的3个关键性问题：①通过严格地控制血糖，能否降低2型糖尿病慢性并发症的危险？②同时患有高血压的患者，能够通过严格的血压控制降低慢性并发症的危险吗？③对于2型糖尿病患者来说，任何治疗糖尿病或高血压的方案都是有益的吗？

UKPDS得出一个结论：①约有50%的2型糖尿病患者，在确诊之初已出现了并发症的症状。②良好的糖尿病控制，可以将糖尿病视网膜病变及肾脏病变的发生危险降低33%。③糖尿病是进展性疾病，随着时间的延长最终需要多种药物或胰岛素来控制日趋恶化的血糖。慢性并发症关键在于早期发现，早期治疗。糖尿病患者应该保证每年进行一次全面的检查，一些并发

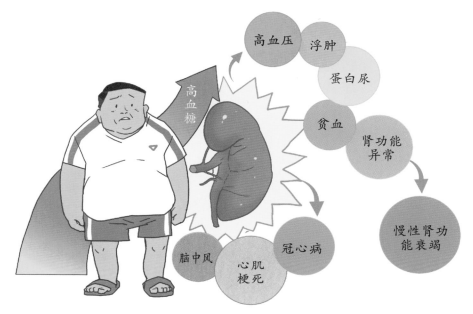

症的筛查更不可少。视网膜病变：检查视力和眼底，可以进行眼底照相，必要时看眼科医师。神经病变：检查双下肢的循环及感觉功能，必要时去看外科医师。肾脏病变：化验尿蛋白。

同样具有里程碑意义的美国政府资助开展的糖尿病控制和并发症试验（diabetes controland complications trial，DCCT）于 1983 年启动，DCCT 研究共纳入 1 441 例 2 型糖尿病患者，包括病程 1~5 年的无视网膜、肾脏病变的一级预防队列 726 例和病程多达 15 年、合并微血管瘤但非增殖性视网膜病变、微量清蛋白尿的二级预防队列 715 例。研究分为强化和常规 2 种干预策略。结论：DCCT 强化血糖控制治疗研究组与常规治疗组相比，强化治疗组显示视网膜病变进展危险性降低 70%，肾病并发症降低 40%~50%，神经系统并发症减少 64%。

同样还有更多重要规范严格的临床试验 EDIC、ADVANCE、Kumamoto Study、ADVANCE、ACCORD 和 VADT，现代医学依据循证医学研究，着重医学证据，兼顾个体化治疗，良好的血糖控制可以减少糖尿病视网膜病变、减少糖尿病足的发生，同样重要的是可以延缓肾脏疾病的进展，减少病死率。

3.血糖控制与蛋白尿、肾功能

有效的血糖控制可以减缓蛋白尿的发生及肾功能下降，DCCT研究表明在糖尿病患者中血糖控制差与控制良好组随访比较，微量蛋白尿的新发生率分别为11.5%、43.5%；同样在Kumamoto study中，新发大量蛋白尿的比例分别为1.4%、9.4%；蛋白尿是预测心血管事件及生存率的独立危险因素，血糖控制直接影响患者的预后情况。

血糖控制可以减缓肾脏功能下降速度，大量临床试验说明当糖化血红蛋白（HbA1c）控制在7.0%可以延缓血肌酐上升速度及GFR下降速率，而糖尿病肾病是欧美国家终末期肾脏病（ESRD）发生的最主要原因，在中国血液透析患者中也占据第2的位置，这与糖尿病肾病对于肾脏功能影响密切相关，而血糖控制可以减缓这一过程，保护肾脏功能。

4.糖尿病肾病患者血糖控制目标

(1)血糖控制有哪些指标

①空腹血糖：指在隔夜空腹（至少8h未进任何食物，饮水除外）后，早餐前采的血，所检定的血糖值，为糖尿病最常用的检测指标。空腹血糖反映胰岛β细胞功能，一般代表基础胰岛素的分泌功能。

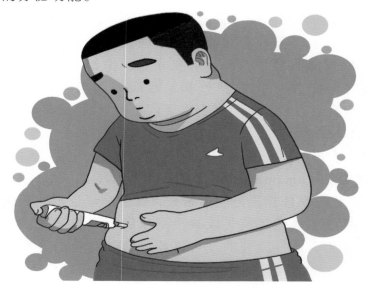

②餐后血糖：正常进餐后所测血糖，一般血糖窗口期高峰约在餐后2h，因此临床多测定餐后2h血糖。餐后血糖反映胰岛β细胞的储备功能，即进餐后食物对胰岛β细胞刺激，β细胞分泌胰岛素的能力。

③糖化血红蛋白（HbA1c）是人体血液中红细胞内的血红蛋白与血糖结合的产物，糖化血红蛋白通常可以反映患者近8~12周的血糖控制情况，临床血糖指标中的公认"金指标"。糖化血红蛋白与血糖值相平行，血糖越高，糖化血红蛋白就越高，生成缓慢，且糖化血红蛋白相当稳定，一旦生成就不易分解。糖化血红蛋白是指其在总血红蛋白中的比例，所以不受血红蛋白水平的影响。

④糖化血清白蛋白（GSP），又称糖化血清蛋白。果糖胺（FA）即是糖化血清白蛋白，人体血液中血清白蛋白与葡萄糖结合的产物。因血清白蛋白的半衰期（12d）比血红蛋白短得多，因此糖化清蛋白反映的是2~3周以前的血糖控制状况，有利于短期血糖控制水平评估及监测。

⑤尿糖：正常人尿液中可有微量葡萄糖，尿内排出量<2.8mmol/24h，用普通定性方法检查为阴性。糖定性试验呈阳性的尿液称为糖尿，一般是指葡萄糖尿。多发生在血糖超过肾糖阈（血糖8.9~10.0mmol/L）。

(2)血糖控制目标

依据《2007年中国糖尿病指南》血糖控制和目标值：空腹血糖 4.4~6.1mmol/L，非空腹血糖控制 4.4~8.0mmol/L，HbA1c控制在 6.5%，治疗目标和策略一定要个体化，对每个危险因素予以分别考虑。在临床实践中为了更好地指导患者达到治疗目标，将血糖控制分成3类，如下表所示。

2007年中国糖尿病指南(CDS)血糖控制状态分类

		理想	尚可	差
血糖/ mmol/L	空腹	4.4~6.1	≤7.0	>7.0
	非空腹	4.4~8.0	≤10.0	>10.0
HbA1c/%		<6.5	6.5~7.5	>7.5

下表为《美国糖尿病学会指南（ADA）》，因种族、人群、地理位置、饮食生活习惯不同，临床数据研究结果与中国指南有部分差异。同时，也特别指出需要依据患者个体情况控制血糖，更低的血糖控制目标即可能发生更多的低血糖事件，同时指南指出糖化血红蛋白达标是最根本的目标。

美国糖尿病学会血糖控制目标

HbA1c/%	□ < 7.0
餐前血糖/mmol/L	3.9~7.2
餐后血糖/mmol/L	< 10.0

特殊人群血糖控制目标，老年患者血糖控制需依据患者个体情况而定，高血糖仍需处理避免急性并发症的发生，血糖控制标准略宽于一般人，空腹血糖 < 7.8 mmol/L（140 mg/dL），餐后 2 h 血糖 < 11.1 mmol/L（200 mg/dL）即可。

5.糖尿病肾病患者血糖控制的"五架马车"

糖尿病本身是一种复杂的慢性终身疾病，糖尿病的治疗是一项长期并随病程的进展不断调整的管理过程，当疾病进展伴有糖尿病肾病时，其治疗方案亦需要进一步调整和完善，包括根据病程和病情及时调整治疗方案，让患者掌握疾病自我管理的技巧及了解疾病并发症的监测和治疗方法尤为重要。

(1)糖尿病肾病宣传教育

目的是使糖尿病患者了解糖尿病的有关知识，学会自我治疗所需的技能，并能以乐观积极的心态接受治疗。

(2)糖尿病肾病饮食治疗

饮食治疗是糖尿病治疗的一项最重要的基本措施，无论病情轻重，无论使用何种药物治疗，均应长期坚持饮食控制。

(3)运动疗法

运动疗法也是糖尿病的一项基本治疗措施，要求糖尿病患者坚持适当的体育锻炼，有利于病情控制。

(4)糖尿病肾病药物治疗

指在饮食和运动治疗基础上选用合适的降糖药物，使血糖维持

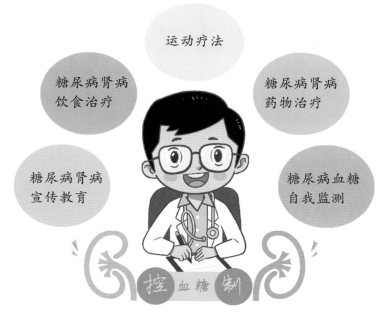

在基本正常水平，应根据患者的具体情况进行全面、个体化处理。

(5)糖尿病血糖自我监测

血糖监测是糖尿病管理中的重要组成部分,可被用来反映饮食控制、运动治疗和药物治疗的效果并指导对治疗方案的调整。

6.糖尿病肾病降糖药物选择

(1)糖尿肾病患者如何选择口服降糖药物

①口服降糖药

◆**口服降糖药包括以下几大类。**

▶**促胰岛素分泌剂**：包括磺脲类药物和格列奈类药物,刺激胰岛细胞分泌胰岛素，增加体内胰岛素的水平。

▶**双胍类药物**：主要抑制肝脏葡萄糖的产生，还可能有延缓肠道吸收葡萄糖和增强胰岛素敏感性的作用。

▶**格列酮类药物**：属胰岛素增敏剂，可通过减少胰岛素抵抗而增强胰岛素的作用。

▶**α-糖苷酶抑制剂**：延缓肠道对淀粉和果糖的吸收，降低餐后血糖。

②为何糖尿病肾病患者选择口服药需谨慎

糖尿病肾病患者随着疾病进展，可伴有肾脏功能下降。肾脏是众多降糖药代谢及排泄场所，当肾功能下降时，则易发生降糖活性成分蓄积致使低血糖发生；同时也可有代谢毒物蓄积危害健康。因而糖尿病肾病患者需根据肾脏功能变化及时调整用药。

③口服降糖药物选择指南

◆**二甲双胍类：**由于二甲双胍不与蛋白结合，完全以原型经肾脏滤过，在终末期肾病患者可能出现药物蓄积，导致乳酸酸中毒等严重不良后果，因此对严重肾功能不全患者应避免使用［男性血肌酐>133 μmol/L（1.5 mg/dL），女性血肌酐>124 μmol/L（1.4 mg/dL）］。

◆**磺脲类药物：**格列本脲经肝脏代谢，代谢产物仍有活性，容易造成药物蓄积，GFR下降明显患者，需避免使用。可选择第二代磺脲类药物如格列吡嗪，因格列吡嗪主要经肝脏代谢，只有少量药物原型及部分代谢产物经肾脏排泄，其在GFR下降的患者中不需要调整药物剂量。格列美脲主要经肝脏代谢，代谢产物60%经尿排泄，40%大便排泄，其代谢产物仍有降糖活性，肾功能减退患者需减量调整，故在终末期肾病患

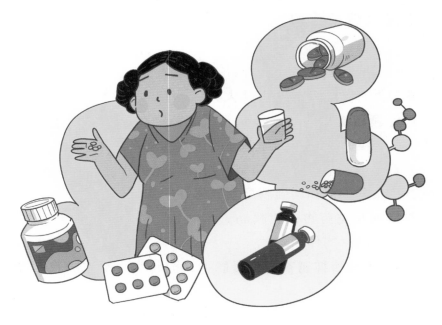

者中使用并不恰当。

◆ **α-糖苷酶抑制剂：**阿卡波糖主要在肠道降解，很少部分（约 2%）吸收后经肾脏排泄，但临床上几乎只用于肌酐 177μmol/L（2mg/dL）以下人群，尚无在终末期肾病患者中使用的数据。而且在终末期肾病尿毒症患者中常有明显消化道症状，所以并不适合此类患者使用。

罗格列酮和吡格列酮几乎全部经肝脏代谢，其药动学与肾功能状况无关。然而，噻唑烷二酮治疗可能会导致患者水钠潴留，增加发生心衰的风险。

因而患者需要及时就诊及监测血糖，配合医师调整药物及药量，确保安全平稳降血糖。

(2)胰岛素治疗控制血糖

正常人胰岛素的生理性分泌可分为基础胰岛素分泌和餐时胰岛素分泌。基础胰岛素分泌占全部胰岛素分泌的40%~50%，其主要的生理作用是调节肝脏的葡萄糖输出速度与大脑及其他器官对葡萄糖需要间的平衡。餐时胰岛素的主要生理作用为抑制肝脏葡萄糖的输出和促进进餐时吸收的葡萄糖的利用和储存。外源性胰岛素治疗则需兼顾基础胰岛素及餐时胰岛素量。

①胰岛素分类

胰岛素根据起效时间及维持时间，分为胰岛素类似物（IA，超短效、速效胰岛素）、普通胰岛素（RI）、中效胰岛素（NPH）、长效胰岛素（PZI，精蛋白锌胰岛素）；预混胰岛素，如常见的诺和灵30R、优必林70/30（70%NPH+30%短效）。

常用胰岛素制剂和作用特点

胰岛素制剂	起效时间/h	高峰时间/h	有效作用时间/h	药效持续时间/h
超短效胰岛素类似物（IA）	0.25~0.5	0.5~1.5	3~4	4~6
短效胰岛素（RI）	0.5~1	2~3	3~6	6~8
中效胰岛素（NPH）	2~4	6~10	10~16	14~18
长效胰岛素（PZI）	4~6	10~16	18~20	20~24
预混胰岛素70/30	0.5~1	双峰	10~16	14~18

②糖尿肾病患者何时需选择胰岛素治疗

大多数的患者觉得口服药比用胰岛素治疗方便简单，但在以下情况即需改用胰岛素治疗：严重高血糖的患者应首先采用胰岛素降低血糖，减少发生糖尿病急性并发症的危险性，待血糖得到控制后，可根据病情重新制订治疗方案；口服降糖药物联合治疗后仍不能有效地控制高血糖，应采用胰岛素与降糖药的联合治疗或单独胰岛素治疗；肾功能减退明显，口服降糖药禁忌，需应用胰岛素治疗。

③糖尿病肾病应用胰岛素注意事项

肾脏功能减退明显时，对于外源性胰岛素清除代谢能力明显下降，发生胰岛素蓄积，易致使低血糖事件发生，因而需依据患者血糖监测结果，及时调整胰岛素用量。

如上述表中所示长效及中效胰岛素作用时间长，易于发生蓄积，在肾脏功能严重下降患者，应用短效胰岛素更为安全。

7.糖尿病血糖自我监测

糖尿病是一种慢性病，应长期进行监测，及时了解病情，早期发现和防治并发症。

血糖监测是糖尿病管理中的重要组成部分，可被用来反映饮食控制、运动治疗和药物治疗的效果并指导对治疗方案的调整，血糖水平的监测可通过检查血和尿来进行，血糖的检查是最理想的监测，频率取决于治疗方法、治疗的目标、病情和个人的经济条件，监测的基本形式是患者的自我血糖监测（SBGM）。

糖尿病肾病患者血糖控制一定要做好点、线、面三个方面的工作。

点：监测空腹血糖及餐后血糖，这种测量血糖的方法能代表一个时间点血糖的变化情况。

线：观察血糖在一天内的波动变化非常重要。在临床上一般以测量血糖谱来观测血糖的动态变化，从而确定合理的治疗方案，起到全面控制血糖的作用。

面：为了使血糖长期达标，临床上一般以测量糖化血红蛋

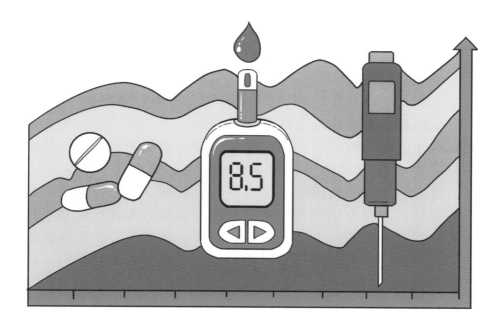

白为判断依据。糖化血红蛋白可以全面反映空腹血糖及餐后血糖的控制情况，也能间接反映氧化应激对实质脏器的损害情况。糖化血红蛋白（HbA1c）是评价血糖控制方案的"金标准"，《中国糖尿病指南》指出血糖控制未达到目标或治疗方案调整后，糖尿病患者应每3个月检查一次HbA1c；血糖控制达到目标的糖尿病患者应每年至少检查2次HbA1c。

糖化血红蛋白每变化1%所对应的平均血糖的变化为1.66 μmol/L（30 mg/dL）；平均血糖估计值＝30.9×（糖化血红蛋白值）－60.6 mg/dL。

(1)哪些患者需要常测血糖

血糖监测时间包括每餐前、餐后2 h、睡前、夜间血糖。需要常监测血糖患者：对于注射胰岛素或使用促胰岛素分泌剂的患者应每日监测血糖1~4次；1型糖尿病患者应每日至少监测血糖3~4次，伴发其他疾病期间，或血糖>16.7 mmol/L时，应测定血、尿酮体；出现低血糖症状时，如有空腹高血糖，应检测夜间的血糖，血糖控制差或不稳定的患者或患其他急性病者应每天监测直到血糖得到良好控制。

血糖控制良好或稳定的患者应每周监测1天或2天。具有良好并稳定血糖控制者监测的次数可减少。

(2)认识低血糖

①什么是低血糖发作

低血糖是指血糖浓度低于 2.77 mmol/L（50 mg/dL），是糖尿病患者用口服降糖药或胰岛素治疗的常见的并发症。低血糖早期症状以自主神经尤其是交感神经兴奋为主，表现为心悸、乏力、出汗、饥饿感、面色苍白、震颤、恶心呕吐等，较严重的低血糖常有中枢神经系统缺糖的表现，如意识模糊、精神失常、肢体瘫痪，大小便失禁、昏睡、昏迷等，值得注意的是每个患者的低血糖表现可以不一样，但对患者本身来说，每

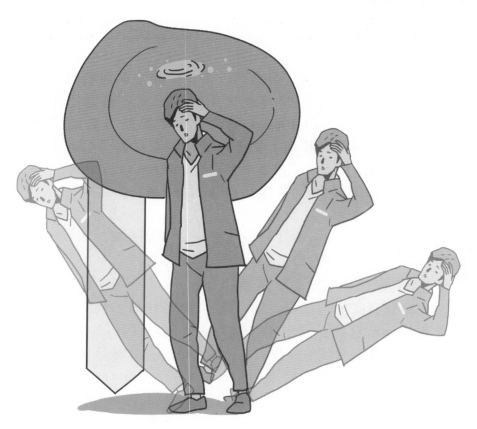

次发作的症状基本相似，因此糖尿病患者及家属应注意识别低血糖症状，以便及时采取措施。

低血糖对人体是有害的，尤其是对老年患者，低血糖的危害更甚于高血糖。低血糖的危害主要有：低血糖时，体内的肾上腺素、糖皮质激素、胰高血糖素及生长激素等升糖激素增加，导致反应性高血糖（苏木杰效应），造成血糖波动，病情加重。长期反复严重的低血糖发作可导致中枢神经系统不可逆的损害，引起患者性格变异，精神失常、痴呆等。低血糖还可以刺激心血管系统，促发心律失常、心肌梗死、脑卒中等。低血糖昏迷过久未被发现可造成死亡。

②糖尿病肾病患者为什么容易发生低血糖

糖尿病肾病患者对于胰岛素的清除能力下降，也出现胰岛素蓄积，同时肾脏糖原合成能力下降，低血糖事件明显增加。

③低血糖处理

患者可进食糖水、含糖饮料、1~2粒糖果、饼干、面包、馒头等即可缓解；症状严重者需及时就医，测定血糖值，给予50%葡萄糖液60~100 mL静脉注射。昏迷者需静脉持续滴注5%~10%葡萄糖液，直至病情稳定，神志清醒后改为口服进食。疑有脑水肿者：20%甘露醇200 mL快速静脉滴注，每天2次。静脉滴注氢化可的松或地塞米松，对低血糖症起辅助作用。

④如何避免低血糖发作

依照医师指示服药或注射胰岛素，肾功能下降明显，需及时调整胰岛素用量以及胰岛素剂型。胃口不佳时应适度减少药物剂量；随身携带葡萄糖片、糖果及饼干。养成规律饮食习惯，额外活动时应注意补充食物。

二　糖尿病肾病患者如何控制高血压

1.糖尿病肾病合并高血压机制

糖尿病肾病合并高血压发病机制十分复杂，其中包括糖尿病相关疾病因素及肾病相关因素，双重因素叠加，致使高血压发病率高、药物控制效果差、达标率低。

(1)肾性相关机制

肾性高血压的发病机制包括"容量依赖"和"肾素依赖"两大重要发病机制。"容量依赖"即肾实质损害后，肾小球滤过率下降，肾脏排钠能力降低，引起体内钠水潴留，血容量和细胞外液量扩张心输出量增加；同时也使血管平滑肌细胞内水钠及钙含量增加，导致血管壁增厚，阻力增加，血压升高。

"肾素依赖"是指肾脏病变引起肾血流灌注减少，引起的肾缺血可刺激肾小球旁细胞分泌大量肾素，通过肾素-血管紧张素-醛固酮系统（RAAS）使血管收缩、水钠潴留，血压升高，其中最主要的是血管紧张素Ⅱ（AngⅡ），AngⅡ能使周围小动脉强烈收缩及心脏搏动增强，导致高血压发生；交感神经系统的兴奋性增高，肾的传出交感神经兴奋性增高可使肾血流量和GFR下降，促进肾素分泌，并可直接作用于肾小管使钠潴留，还通过使动脉收缩，造成全身血管阻力增加，并通过增加心率，每搏量和总的心输出量使血压增加。此外也与激肽、前列环素等降压物质的分泌减少及内皮素等血管活性物质影响有关。

(2)糖尿病相关机制

糖尿病合并高血压其机制包括胰岛素抵抗、内皮功能失调、交感神经兴奋及水钠潴留等。胰岛素抵抗状态下，胰岛素介导的血管扩张作用减弱，高胰岛素血症通过激活交感神经系统，直接促进近端肾小管钠重吸收增加，或间接通过激活肾素-血管紧张素-醛固酮系统导致血压升高。此外，胰岛素还可以促进血管平滑肌细胞增殖和动脉粥样硬化。

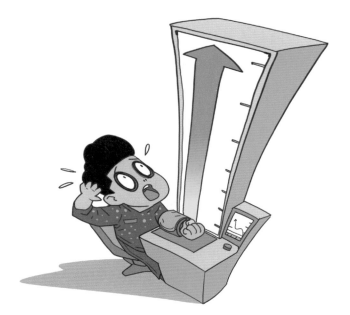

　　糖尿病患者常合并血脂代谢紊乱及机体存在不同程度的炎症反应，糖毒性、脂毒性和炎症均可参与损害血管内皮功能，通过增加氧化应激及氧自由基生成、抑制一氧化氮合成等多种机制，导致血管收缩。糖尿病患者血清瘦素水平升高及输注胰岛素会增加交感神经活性，通过收缩血管和兴奋 RAAS 等机制升高血压。糖尿病患者高血糖促进近端肾小管对钠重吸收增加，胰岛素有抗尿钠排泄作用，可通过高胰岛素血症、肾脏局部RAAS活性异常、心房利钠肽活性抑制及盐摄入敏感性增加等多种因素作用导致水钠潴留，促使高血压发生。

　　从上而观，糖尿病肾病中这双重因素是相辅相成地作用，促进高血压的发生，同时也导致血压控制难度增加。

2.血压控制的重要性

　　高血压并发症可涉及心、脑、肾，如冠心病、左心室肥厚、心力衰竭、脑出血、高血压肾病、周围动脉疾病，心脑血管并发症是危及生命的第一潜在杀手，有效降压达标，是减少心脑血管并发症及病死率的重要途径。

　　同时有效血压控制可以延缓肾脏病进展，对于糖尿病肾病患者尤为重要。通过 HOT 以及 UKPDS 研究得出，在 2 型糖尿病患者中大程度地降压更有利（无论是对大血管还是微血管并发症），上述论点同样在ABCD研究获得证实。更有流行病学分析结果表明在糖尿病患者中血压大于115 mmHg/75 mmHg可以使心血管事件以及病死率增加。MDRD研究中，指出SBP控制在130 mmHg以下，可以延缓蛋白尿患者进展至ESRD速度。

3.糖尿病肾病高血压控制目标

《2007 ESC／ESH guideline》《JNC-7》《2008ADA》《NKF-KDOQI™指南》分别指出在糖尿病及慢性肾脏病患者血压控制目标为：130 mmHg/80 mmHg。

《WHO/ISH高血压防治指南》推荐：尿蛋白≤1.0 g/d的患者血压控制目标为130 mmHg/80 mmHg，尿蛋白>1.0 g/d的患者血压控制目标为125 mmHg/75 mmHg。其中对老年患者血压控制相对较宽松。

4.糖尿病肾病高血压控制

(1)非药物治疗

糖尿病合并高血压患者的降压治疗首先需要对生活方式进行干预，包括戒烟、减轻或维持体重、减少过量的酒精摄入、加强体育锻炼、减少盐的摄入、增加水果和蔬菜的摄入，减少饱和脂肪酸及总脂肪的摄入。

(2)降压药物治疗及选择

药物治疗的一般原则：药物低剂量开始，合理联合用药，选用长效平稳降压药物，优先考虑对代谢影响小且靶器官保护好的药物，努力达标。

①降压药物分类

常用降压药包括血管紧张素转化酶抑制剂（ACEI）、血管紧张素受体拮抗剂（ARB）、钙通道阻滞剂（CCB）、β受体阻滞剂（BBs）、α受体阻滞剂、中枢性降压药及利尿剂。

◆RAAS拮抗剂：糖尿病肾病降压首选药物

糖尿病合并高血压患者在慢性肾脏病（CKD）1~4期建议应用ACEI或ARB，经常与利尿剂合用，1型糖尿病肾病患者优先选用ACEI，2型糖尿病、肾病患者优先选用ARB。

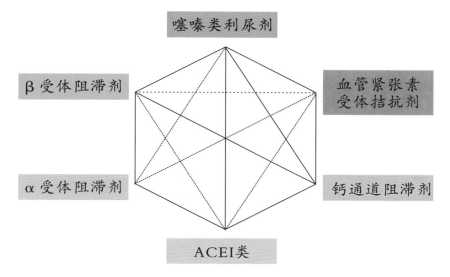

糖尿病状态下靶器官局部RAAS激活在靶器官损害中发挥重要作用，因此抑制RAAS激活对糖尿病合并高血压患者靶器官的保护有非常重要的意义。RAAS阻断剂包括 ACEI 及 ARB，已有大量临床研究证实RAAS阻断剂可显著降低血压，防止心肌肥厚，抑制动脉粥样硬化和改善胰岛素抵抗，抑制血管、心脏、肾脏纤维化，降低肾小球灌注压和减少蛋白尿等，具有很好的靶器官保护作用。

妊娠高血压绝对禁用ACEI，因可使胎儿畸形，所以育龄妇女尽量慎用。同时双侧肾血管病变或孤立肾伴肾动脉狭窄禁用。

ACEI药物在大规模临床研究中，不良反应发生率低于10%，较其他药物低；其中干咳最常见，发生率15%～30%，常在用药早期（几天至几周），也可能有蓄积作用，而最严重而罕见的不良反应为血管神经性水肿。这两种不良反应各种 ACEI 都可发生，被认为与缓激肽有关。

另外，长期应用ACEI及ARB药物患者需监测肾功能电解质，尤其是在存在肾功能减退的患者。

◆钙通道阻滞剂：降压良好选择

研究表明，应用钙通道阻滞剂对糖尿病患者和单纯收缩压

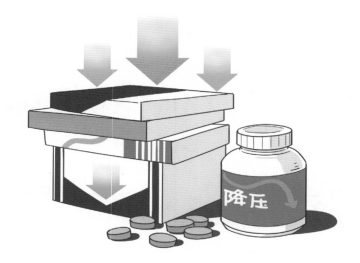

增高的患者进行强化降压治疗可以降低与糖尿病相关的心血管事件和卒中风险。新型长效钙通道阻滞剂对糖、脂代谢无不利影响，没有心血管不良反应，较适合糖尿病伴高血压的联合治疗，建议和ACEI或ARB联合使用。

妊娠、心脏传导阻滞、心力衰竭、严重主动脉狭窄患者禁用非二氢吡啶类钙拮抗剂。

▶**钙通道阻滞剂不良反应包括：**

●常见胫前、踝部水肿，与利尿剂合用时部分可以减轻或消除水肿症状。

●心动过缓或传导阻滞。

●直立性低血压：并非很常见，主要在与其他降血压药物合用时发生，多发生于老年患者。嘱患者用药后变换体位时速度应慢可以减少这种不良反应的发生，必要时降低药物剂量。

●心动过速：为药物扩血管反射性激活交感神经系统所致。

●头痛、颜面潮红、多尿：为药物的扩血管作用所致，随用药时间的延长症状可以减轻或消失，如症状明显或患者不能耐受，可以换用另一类的降血压药物。

◆**β受体阻滞剂：糖尿病肾病谨慎选择**

由于β受体阻滞剂对体重和代谢的影响、掩盖低血糖症状、增加新发糖尿病风险、不推荐作为糖尿病合并高血压患者降压治疗的一线药物，不主张应用于2型糖尿病早期及可能发展为2型糖尿病的代谢综合征，对心脏自主神经病变的糖尿病高血压患者可考虑使用，但主张应用卡维地洛。

ARIC研究（社区人群动脉粥样硬化发病风险研究）证实应用β受体阻滞剂较应用其他药物增加糖尿病新发危险1.28倍。GENINI（卡维地洛与美托洛尔对2型糖尿病合并高血压患者的代谢效应）研究证实，卡维地洛与美托洛尔比较，不影响血脂水平，不增加低血糖风险，可减少微量白蛋白尿的发生率，降低心血管疾病病死率，增加胰岛素敏感性，延缓肾病进展。

◆ **利尿剂：联合应用**

目前主张小剂量噻嗪类利尿剂与 ACEI 或 ARB 联合使用。合用能减少不良反应，小剂量利尿剂不会增加心血管事件发病率和病死率。

利尿剂的不良反应：电解质紊乱是伴随着利尿作用的常见不良反应，同时还可出现代谢紊乱如血尿酸升高、痛风，糖耐量减低，脂质代谢紊乱。

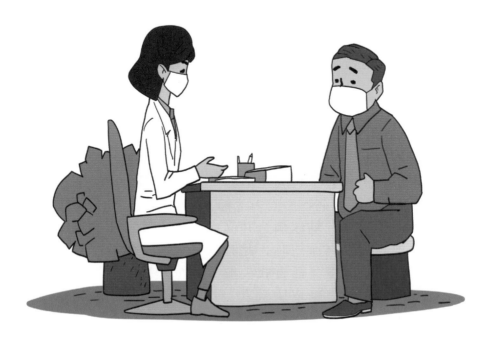

②糖尿病肾病患者如何联合应用降压药物

◆为何要联合用药降压治疗

高血压发生机制涉及多方面，决定其应用单种降压药物，其降压效果是有限的，单药治疗仅能使少数患者达标，大多数患者必须使用2种或2种以上降压药物才能使血压达到目标水平。降血压治疗使高血压患者获益的主要原因是血压下降本身，而降压以外的获益仅占5%~10%，因而降压效果是联合用药的重要原因。起始治疗可以采用单药治疗或2种药物低剂量的联合治疗，必要时可以增加药物的剂量或种类或采用固定剂量的复方制剂可以简化治疗方案，提高长期治疗的依从性。

◆糖尿病肾病如何联合用药

如图所示，实线相连药物为推荐联合用药，如ACEI类与钙通道阻滞剂等，虚线相连为不推荐联合用药，如β受体阻滞剂与噻嗪类利尿剂等。联合用药方案都是依据大量科学的临床试验综合得出的结论，如在ASCOT研究中，β受体阻滞剂与噻嗪类利尿剂的联合治疗与ACEI与钙拮抗剂的联合治疗相比，心血管联合终点的发生率和新发糖尿病的发病率显著增高；在ALLHAT研究中，由于α受体阻滞剂与利尿剂相比，使心力衰竭的发病率增加1倍以上，所以所有α受体阻滞剂与其他五大类降压药的联合用药均不作为最佳组合被推荐。

糖尿病肾病患者建议以RAAS拮抗剂为基础用药，联合用药，常需多种药物联合达到血压控制标。

5.什么是难治性高血压

难治性高血压（resistant hypertension，RH）的定义是在对高血压患者实施包括调整生活方式以及应用包括利尿剂在内至少3种足量的降压药物后尚未达标。

随着病程进展，糖尿病合并高血压患者的血压控制会愈发困难，出现难治性高血压时，此时需考虑以下因素：对治疗方案的依从性差、改变生活方式失败（体重增加、酗酒）、服用升压药物（甘草片、糖皮质激素、非甾体抗炎药）、阻塞性睡眠呼吸暂停、严重的或不可逆的靶器官损害、容量负荷过重

（利尿剂治疗不足、肾功能不全、高盐摄入、醛固酮增多症），及时明确病因，有效控制血压。

6.血压监测

血压监测能够有效监测血压控制情况及血压波动规律，为调整用药提供有效参考，更为有效地使血压达标。

血压监测包括家庭血压自测、诊室血压、动态血压监测，家庭血压自我监测因其方便、可及性更高，被广为推荐。家庭血压自我监测能更为有效地确定血压动态波动情况及药物谷峰反应，能更好地调整用药。自我血压监测需要掌握正确的血压测量方法，提供更为准确的数据。

24 h 动态血压监测（ABPM）能够更好地预测高血压患者未来心血管事件的危险性，在以下情况推荐行 ABPM 检查：诊室血压差异较大、患者总体心血管危险性但诊室血压高、家庭自测血压与诊室血压有明显差异、药物治疗反应差、怀疑患者存在低血压（尤其老年和糖尿病患者）。

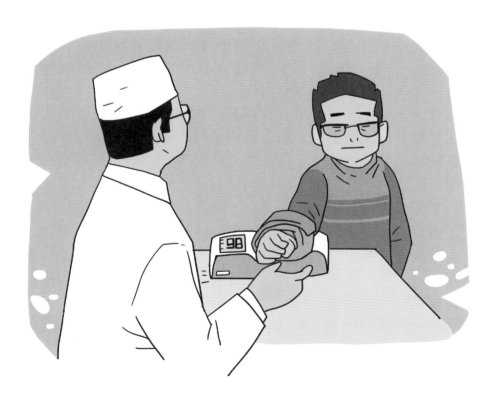

糖尿病患者如何减少蛋白尿

　　蛋白尿是糖尿病肾病较早期的临床表现。多数糖尿病患者起初并无任何不适感觉，很难凭自己的主观感觉判断是否存在糖尿病肾病，有很多仅仅是单位常规体检发现蛋白尿，进一步检查才知道已发展到糖尿病肾病阶段。糖尿病肾病宜早期治疗，一般以控制血糖、消除蛋白尿、降低肾脏损害为主。

　　蛋白尿是糖尿病肾病及其他多种肾脏疾病的常见临床表现。正常人尿液含有极微量蛋白，常规检查尿蛋白为阴性；但如果肾脏病变引起肾小球功能改变，导致肾小球滤过膜通透性增加可使肾小球滤液中的蛋白增多，超出肾小管重吸收能力，出现以白蛋白为主的蛋白尿。正常成人 24 h 尿蛋白总量小于 150 mg，青少年可略高但不超过 300 mg，当尿中蛋白总量超 300 mg/d 而被检出时，即被称为蛋白尿。蛋白尿是糖尿病肾病患者最头痛的问题，尿中蛋白的多少不仅与肾脏损伤程度有关，也是判断糖尿病肾病等慢性肾病患者病情进展的重要指标。

　　总之，糖尿病患者一旦发现蛋白尿就要立刻引起足够的重视，早期采取治疗措施，阻止肾病持续性进展。基本治疗原则虽然相同，但具体的治疗方法也存在着千差万别，患者也应多咨询，多思考，来达到科学治疗目的。

1.蛋白质与饮食

　　蛋白质由氨基酸组成，组成蛋白质的氨基酸有 20 余种，人体内只能合成其中一部分，其余氨基酸则须由食物当中的蛋白质提供。人体内不能合成或合成速度太慢的氨基酸都必须由食物蛋白质提供，我们把它们称为"必需氨基酸"，共有 8 种，即赖氨酸、色氨酸、苯丙氨酸、蛋氨酸、苏氨酸、亮氨酸、异亮氨酸及缬氨酸。人体内能自己合成的氨基酸则称为"非必需氨基酸"。食物中含有的必需氨基酸越多，我们就说这种食物营养价值越高。动物蛋白是食物蛋白质的主要来源，如肉类及禽蛋类等。食物在提供蛋白质的同时也会使我们食入饱和脂肪和胆固醇等对身体不利的成分，因此选用瘦肉、鱼、去皮鸡肉和蛋清最佳，它们称为"优质蛋白"。植物蛋白是蛋白质的另一来源，主要存在于豆类食物中，植物蛋白含饱和脂肪及胆固醇都很低，同时含有大量膳食纤维，而且物美价廉，适合糖尿病患者食用。若把玉米、小米及大豆等3种植物蛋白质混合，组成的面食其营养价值则明显提高。这种把几种营养价值较低的蛋白质，混合后使其营养价值提高的作用称为不同蛋白质的互补作用。但是摄入过量的蛋白质会增加肾脏负担。因此蛋白的摄入要根据营养状况、生长发育要求达到供求平衡。通常蛋白摄入所产生的热量占总热量的20％左右为宜。

　　有人总结了一张颇为适用的饮食营养结构"金字塔"示意图。总体上来讲，处于塔尖的是一些油腻的、含脂肪或糖较多的食品，这类食品应该尽量少吃，处于塔中间的是牛奶、瘦肉、家禽、鱼类、豆类及乳制品等，要适量，处于金字塔底部的是蔬菜、水果、面包等含维生素、纤维素较多的食品，可以适量多吃。

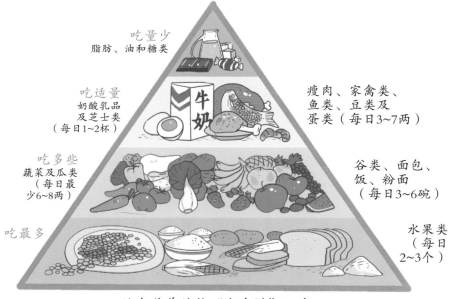

饮食营养结构"金字塔"示意

2.体内蛋白质功勋卓著，不可或缺

人体内蛋白质有许多功能，起着非常重要的作用：①蛋白质是构成组织和细胞的重要成分，如肌肉、骨骼、皮肤、头发、指甲及内脏器官等主要由蛋白质组成。促进身体增长的一切细胞的原材料都以蛋白质为主，动物的细胞膜及细胞内物质也主要由蛋白质组成。②蛋白质用于更新和修补组织细胞。③参与物质代谢及生理功能的调控，生成抗体，增强机体免疫力，抵抗感染；合成各种酶及激素，促进调节身体各种功能；调节人体内的新陈代谢平衡，维持体液平衡。④帮助输送氧气和养分，为机体提供能量。

蛋白质是一切生命的物质基础，没有蛋白质便谈不上生命活动。人体由三大主要成分组成：蛋白质、脂肪、碳水化合物（就是糖，实际上糖有很多很多种，我们平时食用的糖仅仅是其中很小很小的一部分而已）。蛋白质不仅是构成机体组织器官的基本成分，更重要的是蛋白质本身不断地进行合成与分解，进行新老交替。这种合成、分解是一个对立统一的过程，推动生命活动，调节机体正常生理功能，保证机体的生长、发育、繁殖、遗传及修补受损的组织。作为人体不可缺少的营养成分，蛋白质约占人体体重的20%，每天约有3%的蛋白质参与新陈代谢，完成人体的各种生理活动。

3.蛋白尿从何而来

既然蛋白质有这么多神奇的功效，这么金贵，那么蛋白质怎么又会从尿里漏出来跑掉呢？这不是巨大的浪费吗？蛋白尿又是怎样形成的呢？

人的血液里含有大量的蛋白质，血液经过肾脏的时候必须从肾小球通过。正常肾小球血管上有很多小孔，形成滤过膜微小孔隙，像筛子一样能够阻止血浆中较大分子量的蛋白质滤入尿液，一般来说分子量越大越不容易通过滤过膜。肾小球滤液中主要为大量的水分，仅含有少量的蛋白质，每天约20~80 mg。其成分有以下几种：①白蛋白，约占1/3，来自血浆蛋白；②比白蛋白更小的蛋白，如肌红蛋白、β_2微球蛋白、免疫球蛋白的轻链以及来自血液的少量酶类如溶菌酶、淀粉酶及乳酸脱氢酶等；③泌尿系统所分泌的组织蛋白，如由肾小管分泌的各种糖蛋白，约占正常尿蛋白的 1/3。尿路上皮分泌的黏蛋白，分泌型免疫球蛋白 A（常表示为 IgA 或 sIgA）等量很少。

当尿内蛋白质增多，尿常规定性检查为阳性或定量检查超过 150 mg 每天时称为蛋白尿。

4.蛋白尿的分类

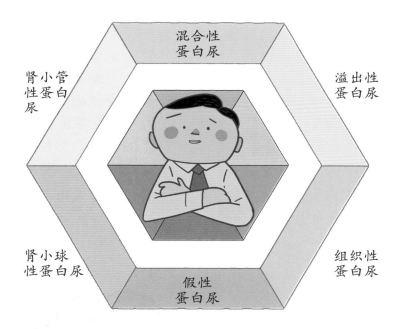

蛋白尿的分类很复杂，但从另外一个角度来讲的话，蛋白尿分得越细，越复杂，说明它越重要！

(1)根据尿蛋白的来源和尿蛋白的形成机制不同可分为 6 种。

①肾小球性蛋白尿：由于肾小球滤过膜损伤以致孔径增大，或由于肾小球毛细血管壁上带的负电荷减少或消失（蛋白和毛细血管都带负电荷，带有相同电荷的蛋白会你推我挤地各不相让，因此使蛋白不容易通过滤过膜，但是毛细血管壁上带的负电荷减少或消失的时候这种作用会减弱从而使漏出的蛋白

增多），滤过屏障失去屏障作用，大量白蛋白随后进入肾小管，超出了肾小管重吸收能力所形成的蛋白尿，称肾小球性蛋白尿。其特征是以白蛋白为主，占70%以上，β_2微球蛋白正常或轻度增加；当肾小球滤过屏障损伤较重，滤膜微孔增大、增多时，大分子量的蛋白乳免疫球蛋白G（IgG）排泄也可增加。

②**肾小管性蛋白尿**：我们可以把肾小管看作勤俭持家的好媳妇儿，她绝不容许有用的蛋白质白白流失，她会竭尽全力回收从肾小球漏出的各种蛋白质以减小损失。近端肾小管在这方面显得尤为突出，是所有肾小管中的杰出劳动模范，对减少蛋白质的流失具有重大贡献。远端肾小管虽然也有类似举动，但比起近端肾小管责任心可差多了，当然也可能是能力所限。总之，远端肾小管回收的蛋白质远远少于近端肾小管。由于肾小管炎症，中毒等引起的肾小管损害使肾小球正常滤过的小分子蛋白质不能被肾小管充分重吸收所产生的蛋白尿称肾小管性蛋白尿。尿中蛋白质以α_2、β_2微球蛋白，溶菌酶等小分子蛋白为主。大分子白蛋白正常或轻度增多。肾小管性蛋白尿每日尿蛋白排出量通常小于1g。

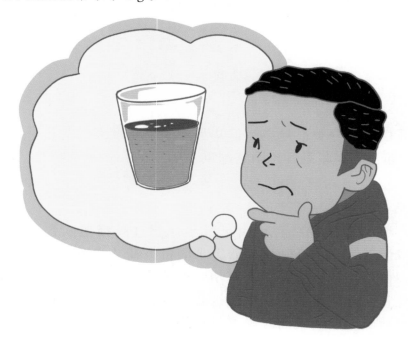

③**混合性蛋白尿**：顾名思义，指肾小球和肾小管都有损害。尿中中分子和小分子蛋白均增多。

④**溢出性蛋白尿**：指肾小球滤过及肾小管重吸收均正常，但由于血中异常蛋白质实在太多（大多数是由某些疾病所导致的），经肾小球滤出，超过肾小管重吸收能力，在尿中出现而产生的蛋白尿称为溢出性蛋白尿。如血红蛋白尿、肌红蛋白尿、多发性骨髓瘤患者排出的轻链蛋白尿等。长此以往可引起继发性肾脏损害（肾小管再勤劳也会有积劳成疾的时候）。

⑤**组织性蛋白尿**：凡肾组织细胞代谢产生的蛋白质、组织破坏分解的蛋白质，以及肾脏组织炎症或受药物等刺激泌尿道组织分泌的蛋白质等，进入尿液中形成的蛋白尿，均称为组织性蛋白尿。定性 ±~+，定量 0.5~1.0 g/24 h。可以理解为这些蛋白质原产地在肾脏，而不是从血液循环中长途跋涉而来的，其组成成分多以 T-H 蛋白为主。

⑥**假性蛋白尿**：顾名思义即不是真正的蛋白尿。由于某些原因造成尿常规检查蛋白质一项呈阳性反应。假性蛋白尿一般出现于下面几种情况，如果是该项中其中任何一项导致出现蛋白尿，建议做深入检查。

◆**假性蛋白尿见于以下情况：**

▶尿中混入血液、脓液、炎症或肿瘤分泌物以及月经血、白带等，常规蛋白尿定性检查均可呈阳性反应。这种尿的沉渣中可见到较多红细胞、白细胞和扁平上皮细胞，而无管型，将尿离心沉淀或过滤后，蛋白定性检查会明显减少甚至转为阴性。

▶尿液长时间放置或冷却后，可析出盐类结晶，使尿呈白色混浊，易误认为蛋白尿，但加温或加少许醋酸后能使混浊尿转清，以助区别。

▶尿中混入精液或前列腺液，或下尿道炎症分泌物等，尿蛋白反应可呈阳性。此种情况，患者有下尿路或前列腺疾病的表现，尿沉渣可找到精子、较多扁平上皮细胞等，可作区别。

▶乳糜尿，可像米汤样，但含蛋白较少时不一定呈乳糜状。

▶有些药物如利福平、山道年等从尿中排出时，可使尿色混浊类似蛋白尿，但蛋白定性反应阴性。

（2）临床上还将蛋白尿分为间歇性蛋白尿和持续性蛋白尿两大类。

间歇性蛋白尿指尿蛋白定量超过正常水平，但并非每次尿检都异常。常见于3种情况。

①**良性暂时性蛋白尿**常无肾脏疾病，仅仅在体检时偶尔发现蛋白尿，随后又很快消失，多无临床意义。

②**功能性蛋白尿**指在健康人的尿中出现了暂时性、轻度、良性的蛋白尿。这种蛋白尿通常发生于运动后或发热时，也可见于高温作业、过度寒冷、情绪紧张、交感神经高度兴奋等应激状态。这些因素引起短暂的肾内血液循环变化，可能是造成功能性蛋白尿的主要原因。也可由于体内某些因素使肾血管痉挛或充血，滤过膜通透性增加，因而导致了蛋白尿的发生。一旦诱发因素消失，蛋白尿也不再存在，这是功能性蛋白尿的主要特点。剧烈的体力劳动或大量运动后，促使健康人的尿蛋白排泄增加，影响了肾小管对蛋白质重吸收的能力，这种现象，临床上称为运动性蛋白尿，属于功能性的。运动性蛋白尿多见于青少年，休息后可迅速消失。蛋白尿的程度与运动量、运动的强度及持续时间有密切关系。功能性蛋白尿的主要成分以白蛋白为主。这种蛋白尿并不反映肾脏有突出性病变，因此不能作为肾脏病看待；但应注意与原有的肾脏病由于运动、发热等，使尿蛋白量增加的情况相区别。

③**直立性蛋白尿**又称体位性蛋白尿，是在直立位或腰部前突时出现的蛋白尿。其特点为清晨在卧位时尿蛋白排泄量正常，而起床活动后逐渐出现蛋白尿。长时间直立、行走或活动时，尿蛋白增多；但平卧休息后可转为阴性。24 h尿蛋白含量一般 <1 g。

◆**直立性蛋白尿也分为间歇性及持续性2种。**

▶**间歇性蛋白尿**

间歇性蛋白尿常见于生长发育迅速的青少年，一般多有循环系统不太稳定的表现，如直立性低血压及指端青紫。间歇性

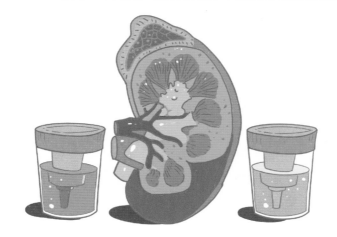

蛋白尿的预后良好。近年来，发现少数持续性蛋白尿患者，存在轻微的肾小球病变，因此持续性的直立性蛋白尿一般预后较差。直立性蛋白尿确切的临床意义及发病机制至今尚有争论，一般认为它是良性的、暂时的状态，并无肾脏病变存在，这符合多数人的实际情况，但也有一些是肾脏疾患的早期表现，不要忽视。因此，对有直立性蛋白尿的患者应做具体分析，认真检查，最好向肾脏专业的医师咨询以免延误病情。在平卧后尿蛋白检查阴性才能考虑直立性蛋白尿，并且还要经过长期的临床观察，以明确有无肾脏疾病。

▶ 持续性蛋白尿

持续性蛋白尿是指不论体位如何变化，反复检查尿液均有较多蛋白存在者。这一类蛋白尿往往具有病理意义，说明患病的可能性很大。根据蛋白尿的多少，可进一步将持续性蛋白尿分为无症状性蛋白尿和大量蛋白尿两大类。

● **无症状性蛋白尿**：尿蛋白量低于 $2\,g/24\,h$，无明显临床症状，一般不合并低白蛋白血症。无症状性蛋白尿可见于肾小球病变、肾小管间质病变，也可见于无肾脏病变者。

● **大量蛋白尿**：通常 $24\,h$ 尿蛋白定量超过 $3.5\,g$，蛋白尿的成分以白蛋白为主，常有肾病综合征的表现，即低白蛋白血症、水肿、高脂血症及脂质尿等。重度蛋白尿一般肯定有肾小球疾病的存在，但其预后与肾小球组织病理类型密切相关。

　　蛋白尿是肾病的一大典型症状，需要明确的是尿蛋白漏出的多少并不能完全体现肾病病情轻重。轻度慢性肾病患者尿蛋白漏出少不一定说明肾脏病理损伤轻；大量蛋白尿也不能说明肾病病理损伤严重。如微小病变型肾炎及轻度系膜增殖性肾炎，肾脏病变轻微，但每日尿蛋白量可达几克甚至十几克。相反，一些局灶节段硬化性肾炎及新月体性肾炎，其病理损害严重，但每日尿蛋白量可能只有几克。所以治疗预期效果的好坏，主要取决于肾脏病理类型、损害的情况及肾功能情况等综合因素。这也是要做肾活检的一个重要原因。另外，还要看患者能否与医师合作，是否注意防止复发诱因的出现（如感冒、劳累、腹泻等），是否能坚持治疗，是否注意避免使用肾毒性药物。

　　蛋白尿的临床意义非常复杂。临床上见到持续性蛋白尿往往意味着肾脏的实质性损害。当蛋白尿由多变少时，既可能是反映肾脏病变有所改善，也有可能是由于大部分肾小球纤维化，滤过的蛋白质减少，肾功能日趋恶化，病情加重的表现。因此，判断肾脏疾病损害的轻重，不能只凭蛋白尿来衡量，要综合尿蛋白的量和持续时间来全面考虑，还要结合全身情况及肾功能检查来确定。

　　大量临床资料表明，肾病综合征和持续性蛋白尿患者预后不良。在局灶性肾小球硬化、膜增殖性肾小球肾炎、膜性肾病、IgA肾病、糖尿病肾病和慢性肾移植排异反应中，蛋白尿是肾脏病进展和病死率增加的显著独特的决定因素。事实上，这些疾病的缓解，尿蛋白质排泄的减少，不论是自发的还是通过积极治疗所致，都可改善存活率。

　　需要强调的是，蛋白尿虽然是判断肾脏病病情严重程度及其预后的重要指标，但是肾病患者不能一叶障目。数值固然重要，但更重要的是病情能得到真正好转。只要病情得到控制，尿蛋白数值自然会降下来。但现在有一些患者舍本逐末，一双眼睛死盯着数值不放，必然导致只见树木不见森林的后果。要想真正恢复健康，治病于本是最重要的。这就要求患者必须找到适合自己的治疗方法以彻底治好肾病。

5.尿蛋白的测定

(1)尿蛋白测定有哪些方法？应注意什么问题？有什么讲究？

尿蛋白测定，包括尿蛋白定性（指有还是没有）和尿蛋白定量（指究竟有多少）。

尿蛋白阳性可能是生理性的，即没病也可能出现蛋白尿，但更多的是病理性的，其阳性程度与肾损害程度不一定呈正比。糖尿病患者尿中持续出现尿蛋白阳性，若能除外泌尿系感染、原发性肾病（原发性指由肾脏自身原因引起而不是其他系统疾病所导致），应考虑糖尿病肾病的诊断。有专家认为，糖尿病肾病早期蛋白尿呈间歇性，只是在劳动或运动后为阳性反应。因此，运动后尿蛋白检验对诊断糖尿病肾病的早期发现有一定的意义。

(2)尿蛋白定量的临床意义：

①正常24 h尿蛋白定量的参考值为10～150 mg。若在150~500 mg，为微量蛋白尿，大于500 mg为临床蛋白尿。微量

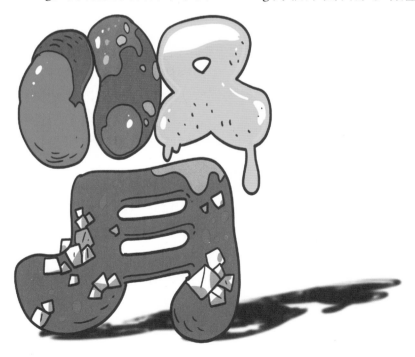

蛋白尿提示糖尿病肾病早期，需长期控制血糖，对逆转或延缓肾病和视网膜病变的发生发展有一定意义。

②尿白蛋白排泄率（uAE）正常参考值＜15 μg/min。糖尿病肾病早期，肾小球基底膜受损较轻，故只有微量白蛋白漏出。早期糖尿病肾病 uAE 为 15～200 μg/min，临床糖尿病肾病大于 200 μg/min。有专家报告，糖尿病肾病有明显蛋白尿者，几乎 100% 有糖尿病视网膜病变。当糖尿病患者 uAE 达到 300μg/min，可能是糖尿病微血管合并症防治的关键时刻。严格控制血糖后，早期糖尿病肾病尿白蛋白可逆转或部分逆转。

（3）目前，常用测定微量尿蛋白的方法是放射免疫法。

尿蛋白阳性即尿检化验单上看见的尿蛋白"＋"，是肾病损害的最常见一种表现症状，尿蛋白经常会反复出现，难以一次好转，临床检查极为重要。治疗尿蛋白也是肾病治疗中最为棘手的事情，尿蛋白出现阳性最好是早期发现早期治疗。

①尿蛋白定性试验，是检查尿蛋白最重要的方法之一。

通常采用蛋白试纸法、磺基柳酸法、加热醋酸法 3 种。

正常情况下，尿蛋白定性试验呈阴性。但此种检查方法易受一些因素的影响，可致假阳性结果，如尿酸盐含量高时，尿呈酸性反应，蛋白试纸法结果较实际情况低，磺基柳酸法易呈假阳性；大量使用青霉素时，磺基柳酸法易呈假阳性结果；使用磺造影剂时，磺基柳酸法、加热醋酸法均可出现假阳性结果；当尿呈强碱性时，假阴性结果更多，或出现蛋白试纸法假阴性结果，或出现磺基柳酸法和加热醋酸法的假阴性结果。当尿蛋白仅为一些特殊蛋白质时，蛋白试纸法和磺基柳酸法均不敏感，不容易检测出来。因此，在进行尿蛋白定性时，应综合各种因素，具体情况具体分析，选择适宜的检查方法。尽管定性试验比较方便，但有时难以反映蛋白尿的实际情况，有条件时，最好进行定量检查。

②尿蛋白定量测定是肾病确诊肾病蛋白尿的重要指标之一。

一般进行 24 h 尿蛋白定量检测。使用的方法比较多，有些方法虽然比较精确，如凯氏定氮法、双缩脲法等，但操作很复杂。目前，临床多采用简易的半定量方法。24 h 尿蛋白定量在 0.15～

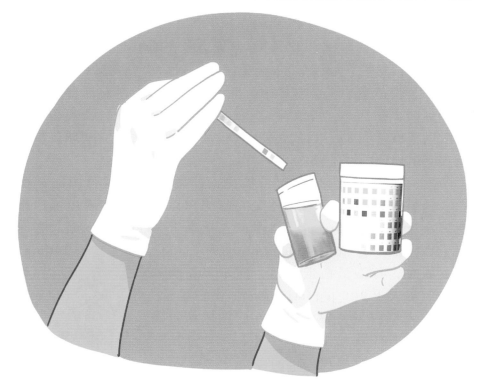

0.5 g 之间为微量蛋白尿，在 0.5~1 g 之间为轻度蛋白尿，在 1~4 g 之间为中度蛋白尿，大于 4 g（也有学者定为 3.5 g）为重度蛋白尿。

③尿蛋白电泳分析：该方法主要目的是从确定尿中蛋白质的种类，了解这些蛋白分子大小和来源。

常用的方法有醋酸纤维薄膜电泳、聚丙烯酰胺凝胶电泳、尿蛋白免疫电泳等方法。通过区分不同尿蛋白的种类，对某些疑难病症如多发性骨髓瘤、重链病等有诊断和鉴别诊断的意义。同时可以区别尿蛋白的相对分子质量大小，这对区别蛋白尿的来源，以及检查尿中是否有特殊蛋白质具有重要的意义。

出现蛋白尿应反复检查，第 1 次检查出现尿蛋白时，必须再做检查。再检查仍出现异常时，就要进行尿沉淀、红细胞数、白细胞数等的检查，也要实施肾脏与泌尿道的精密检查，然后综合全身症状来诊断是否有肾脏疾病或是其他疾病。有肾脏疾病时，还要做其他肾功能检查，再做综合的诊断。

6.尿微量白蛋白测定

(1)8 h 尿微量白蛋白测定：嘱患者在晚 10 点排尿并将该次小便弃去，然后开始留取 8 h 全部尿液（包括次日凌晨 6 点），收集在一个带盖子的干净容器中，混匀后测量并记录总尿量（最好准确到多少毫升），再取混匀尿 10~20 mg，于干净容器内送检。之所以留取夜间 8 h，目的是避免剧烈运动或长久站立使尿白蛋白增加而出现假阳性结果。

8 h 尿微量白蛋白测定可检测到常规方法不能查出的尿蛋白，最常用于早期糖尿病肾病的监测和诊断。正常尿白蛋白排泄率小于 20 μg/min 或尿白蛋白总量小于 30 mg/24 h 尿。当尿白蛋白排泄率在 20~200 μg/min 或尿白蛋白总量在 30~200 mg/24 h 尿时，称微量白蛋白尿，提示早期糖尿病肾病。当尿白蛋白排泄率大于 200 μg/min 或尿白蛋白总量大于 300 mg/24 h 尿时，称大量白蛋白尿，提示临床糖尿病肾病。当然，其他原因所致的肾脏病变如泌尿系感染、肾动脉狭窄、高血压、心力衰竭和高热等均可出现尿白蛋白，应注意鉴别。因单次检查超过正常不能排除偶然因素影响或有时可能存在不可避免的误差，在 6 个月内检查 2~3 次，取平均值意义更大。如多次尿常规化验已有 1 个（＋）以上尿蛋白，说明尿蛋白已经很多，可不必再查尿微量白蛋白。

(2)24 h 尿蛋白定量：嘱患者早上 8 点排尿并弃去，然后开始留取 24 h 全部尿量（包括次日凌晨 8 点），收集在一个带盖的干净容器内，混匀后测量并记录总尿量，再取混匀尿 10~20 mL，于干净容器内立即送检。为防止尿液腐败，可加少量防腐剂或将其放置在 4 ℃ 冰箱中冷藏。24 h 尿蛋白定量在 0.15~0.5 g 之间为微量蛋白尿，在 0.5~1 g 之间为轻度蛋白尿，在 1~4 g 之间为中度蛋白尿，大于 4 g（有学者定为 3.5 g）为重度蛋白尿。尿蛋白的高低可初步判定肾脏病变的严重程度。

当尿蛋白定性试验阳性，则应进一步做尿蛋白定量试验。人体在一天之内从尿中排出"多余"蛋白质的速度不同，时间也不一样，所以尿蛋白定量是指准确测定 24 h 内全部尿液中的蛋白质浓度。

7.临床蛋白尿阶段的糖尿病肾病患者如何防止病情恶化

进入临床蛋白尿阶段后，如不采取有效治疗，糖尿病肾病患者的病情将会呈进行性发展，直至肾病综合征的出现和肾衰竭。从进入临床蛋白尿到肾功能明显减退一般为3～5年，但不同患者个体差异很大。如果能积极科学规范地治疗，有的患者进入临床蛋白尿10多年还未发展到肾病综合征和肾衰竭。那么如何防止和延缓此期肾病的进展，保护剩余的肾功能，也就是如何防止病情恶化呢？针对"糖尿病肾病患者怎样降低尿蛋白"这一问题，要严格注意以下几点。

(1)既要认真控制血糖又要避免出现低血糖。长期高糖毒性是导致糖尿病肾脏病变的重要因素，所以首先要把血糖控制平稳，最好实施胰岛素强化治疗（相信糖尿病患者对"胰岛素强化治疗"都有所耳闻，如果实在不知道可以咨询内分泌科或肾脏科医师），停用所谓胰岛素促泌剂类的降糖药。有条件的最好用胰

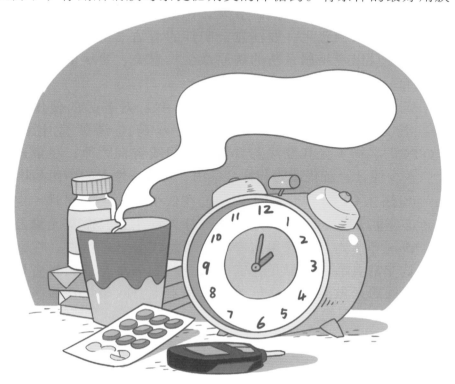

岛素泵治疗，以达到精确调控血糖而又减少低血糖发生的风险。由于在肾病较重时，肾脏对胰岛素的代谢减弱，容易出现低血糖，所以要经常做血糖的监测，随时调整胰岛素用量。

(2)有效治疗高血压。当血压升高时，肾小球的滤过压也会升高，促进尿蛋白的排出，从而加重糖尿病肾病的发展与恶化，所以严格控制高血压非常重要。理想血压应控制在收缩压135 mmHg /舒张压85 mmHg 以下，首选血管紧张素转换酶抑制剂或血管紧张素受体拮抗剂，以降低肾小球毛细血管压，保护肾脏。

(3)坚持采取低蛋白、低脂、低磷、低钠饮食。高蛋白饮食可加重肾脏负担，一旦进入临床蛋白尿阶段，尽早限制饮食中的蛋白质含量，在肾功能基本正常时，每日蛋白摄入量以每千克体重0.8 g为宜，而且要进食优质动物蛋白。血脂高也会影响肾脏病的发展，有氮质血症时减少磷的摄入。有水肿者每日盐的摄入不要超过6 g。

(4)积极防治泌尿系统感染。感染导致的炎性反应可以加重糖尿病肾病的恶化，要注意会阴部的清洁卫生，特别是女性患者。一旦出现泌尿系统的病原微生物感染，要尽早，尽快有效治疗。

(5)避免使用对肾脏有损害的药物。对药品的使用要谨慎，特别是在外面药房购买非处方药（包装盒上标有"OTC"字样）尤其要注意看使用说明或咨询医师，尽量选用那些较少通过肾脏代谢的药物，禁用一切肾毒性大的中西药物。

(6)注意每日营养素的摄入。在低蛋白饮食的同时一定要注意必需氨基酸的补充，还要按时补入维生素、微量元素及叶酸、铁剂等。当然，糖尿病肾病患者怎样降低尿蛋白，在临床上还是非常灵活的。但是，需要注意的是一定要根据患者自身的具体问题来做分析，这样才能从根本上有效治疗该症状，从而保证治疗的理想效果。

糖尿病肾病患者如何保护肾功能

肾脏是人体的重要器官，是多数机体物质代谢全过程中的最后一个环节。大多数代谢物质最后是要"勇敢地留下来"还是要"安静的离开"全得由肾脏说了算。

在中医学看来，肾的主要功能是藏精，主生长、发育与生殖，主水，主纳气。肾为五脏之一，位于人体腰部，左右各一，包括命门。它是先天之本，内藏肾阳、元阳、真阳与肾阴、元阴、真阴，是藏精之脏。肾主骨，骨生髓。而脑为髓之海。所以肾精足，自然精力充沛，神思敏捷，记忆力增强，筋骨强健，行动轻捷。《渊源道妙洞真继篇》卷中讲："肾者，作强之官，技巧出焉，精之处也。其华在发，其充在骨髓。肾有二枚，左为肾藏志，志乐精神内守；右为命藏精。肾者，阴气也，为五脏之根，主身之骨髓及齿，齿者骨之本，有言骨之余。"

道教认为通过内炼，使精气充足以后，不但元阴、元阳可以互济互根，肾水还可以上升与心火相济。如此，因心肾不交而造

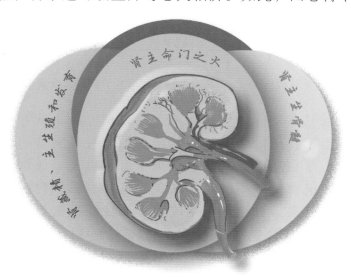

成的心悸失眠、遗精等病症，就可得到改善，而且心的协调脏腑的功能也可随之而加强。元阴的充足，在炼功中还常常表现为口中产生大量津液，这种口津能够灌溉脏腑，润泽皮肤，吞咽而不吐，则肾水充旺，颜色不槁。足以降火养心。实际上，道教内丹炼养中最根本的就是锻炼肾水与心火既济，而产生大药（内丹）。所以，内丹家把它喻为神水、甘露、金液等。

西医所说的肾脏与中医学所言有一定差别，西医认为肾脏的主要角色是一个以调节水盐代谢、排泄代谢产物为主，兼顾部分内分泌功能的器官。

1.肾脏有哪些"功能"

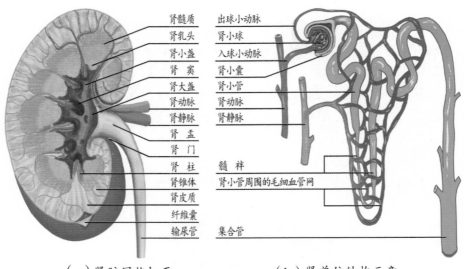

（a）肾脏冠状切面　　　　　　（b）肾单位结构示意

肾脏的基本功能是生成尿液，借以清除体内代谢产物及某些废物、毒物，同时经重吸收功能保留水分及其他有用物质，如葡萄糖、蛋白质、氨基酸、钠离子、钾离子、碳酸氢钠等，以调节水、电解质平衡及维护酸碱平衡。肾脏同时还有内分泌功能，生成肾素、促红细胞生成素、活性维生素 D_3、前列腺素等，又是机体部分内分泌激素的降解场所和肾外激素的靶器官。肾脏的这些功能，保证了机体内环境的稳定，使新陈代谢得以正常进行。详述如下。

(1)分泌尿液，排出代谢废物、毒物和药物：肾血流量占全身血流量的1/4～1/5，肾小球（就是我们前面所说的"筛子"，实际上这些筛子很小很小，每个肾脏有100万个肾小球呢）滤液每分钟约生成120 mL，一昼夜总滤液量170～180 L！想想你喝一瓶可乐才几百毫升，而1 L等于1 000 mL，一昼夜总滤液量相当于几百瓶可乐的总重量！滤液经肾小管时，99%被回吸收。为此我们不得不感谢肾小管，不然我们一天得喝多少水，上多少次厕所哦，哪还有精力工作学习呀。经重吸收后正常人尿量约1 500 mL/d。葡萄糖、氨基酸、维生素、多肽类物质和少量蛋白质，这些有价值的东西在近曲小管几乎被全部回收，而肌酐、尿素、尿酸及其他代谢产物，经过选择，或部分吸收，或完全排出。肾小管自身尚可分泌排出药物及毒物，如酚红、对氨马尿酸、青霉素类、头孢霉素类等；药物若与蛋白质结合，则可通过肾小球滤过而排出。

(2)调节体内水和渗透压：渗透压主要由溶液中的小分子溶质决定。打个比方，往一定体积的水中加的糖越多，糖所引起的渗透压就越高。如果水可以自由移动，那它会自动往渗透压高的地方转移，这也就是"水往高处游"的另一种版本，这会造成体内某些地方严重缺水而另一些地方水多泛滥成灾。为了避免这种情况的发生，机体必须要调节人体水及渗透压平衡。

调节人体水及渗透压平衡的部位主要在肾小管。近曲小管为等渗性再吸收，为吸收钠离子及分泌氢离子的重要场所。在近曲小管中，葡萄糖及氨基酸被完全回收，碳酸氢根回收70%～80%，水及钠的回收65%～70%。滤液进入髓袢后进一步被浓缩，约25%氯化钠和15%水被回吸收。远曲小管及集合小管不透水，但能吸收部分钠盐，因此液体维持在低渗状态。

(3)调节电解质浓度：肾小球滤液中含有多种电解质（是溶质的主要成分之一）。当进入肾小管后，钠、钾、钙、镁、碳酸氢根、氯及磷酸离子等大部分被回吸收，按人体的需要，由神经内分泌及体液因素调节其吸收量。

(4)调节酸碱平衡：肾对酸碱平衡的调节包括。①排泄氢离子，重新合成碳酸氢根，主要在远端肾单位完成；②排出酸性阴离子，如 SO_4^{2-}、PO_4^{3-} 等；③重吸收滤过的 HCO_3^-。

(5)内分泌功能：可分泌不少激素并销毁许多多肽类激素。肾脏分泌的内分泌激素主要有血管活性激素和肾素、前列腺素、激肽类物质，参加肾内外血管舒缩的调节；又能生成 1，25-二羟维生素 D_3 及红细胞生成素。

总之，肾脏是通过排泄代谢废物，调节体液，分泌内分泌激素，以维持体内内环境稳定，使新陈代谢正常进行。

为维持正常的排泄功能，肾血流量一般保持在恒定范围内，肾小球滤过率约 120 mL/min。肾脏有自我调控功能，通过肾小管-肾小球反馈、肾神经及血管活性物质等环节调节肾血浆流量，使肾小球滤过率维持在一定的范围内。肾小球滤过率受毛细血管内压、肾血浆流量、动脉血白蛋白浓度及滤过膜的通透系数的影响，当血压过低，肾血浆流量减少，血浆胶体渗透压增高，或通透系数下降时，肾小球滤过率显著降低或停止。肾小球滤过膜对大分子物质具有屏障作用，滤过膜的屏障由两部分组成：一是机械性屏障，与滤过膜上的孔径大小及构型有关；二是电荷屏障，肾小球滤过膜带负电荷，可以阻止带负电荷的白蛋白滤出（前面讲过的，您还记得吗？）。在某些病理状态下，滤过膜上的负电荷消失，使大量白蛋白经滤过膜滤出，形成蛋白尿。

尿素、肌酸、肌酐为主要含氮代谢产物，由肾小球滤过排泄，而马尿酸、苯甲酸以及各种胺类等有机酸则经过肾小管排泄。主要通过肾小管上皮细胞向管腔内分泌的途径来排泄代谢废物，以肾小管近端排泄为主，除排泄有机酸外，还排出许多进入体内的药物，如庆大霉素、头孢霉素等也从近端肾小管排出。

当血液流经肾小球时，除血细胞和相对分子质量比血红蛋白大的蛋白质外，所有物质都随水分滤至肾小囊腔内，称为原尿。原尿流经肾小管时，各类物质又被选择性重吸收回血液，其余形成尿液。其中对机体有用的物质，如葡萄糖全部重吸

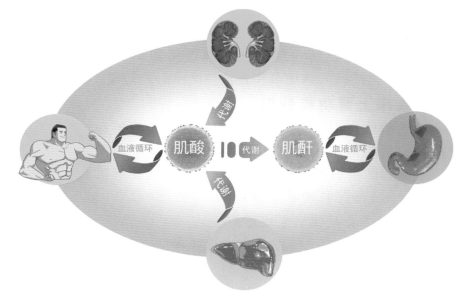

收，水、钠、钾、氯等大部分重吸收；对机体无用或有害的物质，如尿素、尿酸、磷酸根等只少量重吸收，肌酸酐全部不吸收。除重吸收外，肾小管和集合管还有分泌与排泄的功能，如尿中的氨，绝大部分由肾小管和集合管所分泌，故虽然一昼夜内从肾小球滤过的原尿总量可达 $100 \sim 200$ L；但每天排尿量只有 $1 \sim 2$ L，而且其成分与血浆有很大差别。

排泄是机体物质代谢全过程中的最后一个环节，是机体最基本的生命活动之一。肾脏的基本生理功能是生成尿液，从尿中排出各种需要消除的水溶性物质。肾脏泌尿活动的生理意义，一方面是排泄上述各种新陈代谢的终产物及进入体内的药物和异物等；一方面又调控体液的容量及其成分的排出，保留体液中各种对机体有用的营养物质和重要的电解质，如钠、钾、碳酸氢盐以及氯离子等，排出过多的水和电解质，尤其是氢离子（酸性物质）。由于从肾脏排出的物质种类最多，数量很大，而且可随着机体的不同情况而改变尿量和尿中物质的排出量，在调节机体的水和渗透压平衡、电解质和酸碱平衡中起重要的作用。因此，肾脏已不再被认为是单纯的排泄器官，而是机体内环境调节系统甚为重要的组成部分。此外，肾脏还能产生多种具有生物活性的物质，即兼有一些内分泌功能，例如产生促红细胞生成素、肾素、前列腺素和高活性的维生素 D_3 等，能起到调节血压、促进红细胞生成和调节钙磷代谢等作用。故肾脏是维持人体生命和正常功能所必需的重要器官。

2.临床上肾功能分期

肾功能检查指标很多，在这里主要讨论肾脏尿液生成即排泄产物的功能指标如血清肌酐、血清尿素氮、肌酐清除率、尿酸、尿酶和微量白蛋白等。根据肾功能检查指标实验室检查结果，临床上一般把肾功能分为4期。

(1)正常期：检测结果均正常。

(2)肾功能不全代偿期：肝酐清除率降至正常值的50%，肌酐和尿素氮正常。

(3)失代偿期：肌酐清除率常降至正常值的50%以下，肌酐大于 132.6 μmol/L（1.5 mg/dL），尿素氮增高。

(4)尿毒症期：尿素氮大于 28.6 μmol/L（80 mg/dL）。

检查肾功能检查各项指标，可诊断有无肾脏疾病、疾病的程度以及评估临床治疗效果和预后，并要以此决定下一步治疗时使用药物的剂量以及选择透析、手术等治疗方案。

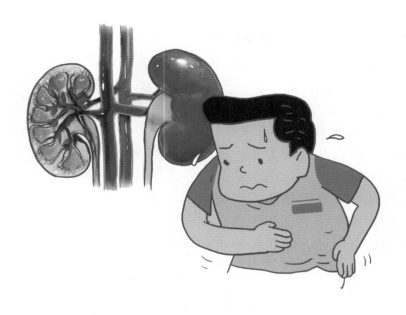

3.临床上最常用的几种肾功能检查指标

下面简单介绍临床最常用的几项肾功能检查指标以及各自的正常值。

(1)血尿素氮（BUN）

①正常参考值：二乙酰-肟显色法 1.8~6.8 mmol/L；尿素酶-钠氏显色法 3.2~6.1 mmol/L。

②临床意义：增高可见于急慢性肾炎、重症肾盂肾炎、各种原因所致的急慢性肾功能障碍，心力衰竭、休克、烧伤、失水、大量内出血、肾上腺皮质功能减退症、前列腺肥大、慢性尿路梗阻等。

(2)血肌酐（Scr）

①正常参考值：成人，男 79.6~132.6 μmol/L，女 70.7~106.1 μmol/L；小儿：26.5~62.0 μmol/L，全血 88.4~159.1 μmol/L。

②临床意义：增加可见于肾衰竭、尿毒症、心力衰竭、巨人症、肢端肥大症、水杨酸盐类治疗等。减少可见于进行性肌萎缩、白血病、贫血等。

(3)血尿素

①正常参考值：3.2~7.0 mmol/L。

②临床意义：升高可见于急慢性肾炎、重症肾盂肾炎、各种原因所致的急慢性肾功能障碍，心衰、休克、烧伤、失水、大量内出血、肾上腺皮质功能减退症、前列腺肥大、慢性尿路梗阻等。

(4)血尿酸

①正常参考值：成人，男 149~417 μmol/L，女 89~357 μmol/L；大于60岁，男 250~476 μmol/L，女 190~434 μmol/L。

②临床意义：增加可见于痛风、急慢性白血病、多发性骨髓瘤、恶性贫血、肾衰竭、肝衰竭、红细胞增多症、妊娠反应、剧烈活动及高脂肪餐后等。

(5)尿肌酐（尿Cr）

①正常参考值：婴儿88~176μmol/（kg·d），儿童44~352μmol/（kg·d），成人7~8mmol/d。

②临床意义：增高可见于饥饿、发热、急慢性消耗性疾病，剧烈运动后等。减低可见于肾衰竭、肌萎缩、贫血、白血病等。

(6)尿蛋白

①正常参考值：定性，阴性；定量<150mg/d。

②临床意义：正常人每日自尿中排出40~80mg蛋白，上限不超过150mg，其中主要为白蛋白，其次为糖蛋白和糖肽。这些蛋白的0.60（60%）左右来自血浆，其余的来源于肾、泌尿道、前列腺的分泌物和组织分解产物，包括尿酶、激素、抗体及其降解物等。生理性增加：直立性蛋白尿、运动性蛋白尿、发热、情绪激动、过冷过热的气候等。

(7)选择性蛋白尿指数（SPI）

①正常参考值：SPI<0.1表示选择性好，SPI=0.1~0.2表示选择性一般，SPI>0.2表示选择性差。

②临床意义：当尿中排出大分子IgG的量少时，表示选择性好。相反，表示选择性差。

(8)β_2微球蛋白清除试验

①正常参考值：23~62μL/min。

②临床意义：增高可见于肾小管损害。本试验是了解肾小管损害程度的可靠指标，特别有助于发现轻型患者。

(9)尿素清除率

①正常参考值：标准清除值0.7~1.1mL/（s·1.73m^2）［0.39~0.63mL/（s·m^2）］，最大清除值1.0~1.6mL/（s·1.73m^2）［0.58~0.91mL/（s·m^2）］。

②临床意义见菊粉清除率。儿童体表面积与成人相差甚大，纠正公式为：最大清除值=1.73/儿童体表面积×实得清除值。（正常成人体表面积平均约1.73m^2）

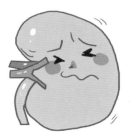

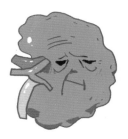

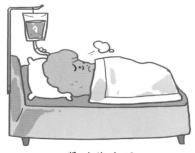

肾脏早期损害：
微量的蛋白尿

肾脏损害加重：
大量的蛋白尿

肾功能衰竭

⑽菊粉清除率

①正常参考值：一般情况下（成人）为 2～2.3 mL/s（20～29岁）。

②临床意义：增加可见于心输出量增多的各种情况（如高热、甲亢、妊娠）、烧伤、一氧化碳中毒、高蛋白饮食、糖尿病肾病早期。降低可见于休克、出血、失水、充血性心力衰竭、高血压晚期、急慢性肾衰竭、急慢性肾小球肾炎、肾病综合征、肾盂肾炎、肾淀粉样变性、急性肾小管病变、输尿管阻塞、多发性骨髓瘤、肾上腺皮质功能减退、肝豆状核变性、维生素D抵抗性佝偻病、慢性阻塞性肺病、肝功能衰竭等。注意：随着年龄的递增，菊粉清除率逐年下降。

⑾血内生肌酐清除率

①正常参考值：血浆，一般情况下成人为 $0.80～1.20$ mL/（s·m^2）；尿液，成人为男 $0.45～1.32$ mL/（s·m^2），女 $0.85～1.29$ mL/（s·m^2），50岁以上，每年下降 0.006 mL/（s·m^2）。

②临床意义同菊粉清除率。内生肌酐清除率降至 $0.5～0.6$ mL/（s·m^2）（[$52～63$ mL/（min·1.73 m^2）]）时为肾小球滤过功能减退，如 <0.3 mL/（s·m^2）[31 mL/（min·1.73 m^2）]则为肾小球滤过功能严重减退。

③注意：在慢性肾炎或其他肾小球病变的晚期，由于肾小管对肌酐的排泄相应增加，使其测定结果较实际者高。同样，慢性肾炎肾病型者，由于肾小管基膜通透性增加，更多的内生

肌酐从肾小管排出，其测得值也相应增高。

⑿尿素氮/肌酐比值（BUN/Scr）

①正常参考值：12:1~20:1。

②临床意义：增高可见于肾灌注减少（失水、低血容量性休克、充血性心衰等）、尿路阻塞性病变、高蛋白餐、分解代谢亢进状态、肾小球病变、应用糖皮质类固醇激素等。降低可见于急性肾小管坏死。

⒀酚红（酚磺太）排泄试验（PSP）

①正常参考值：15min，0.25~0.51（0.53）；30min，0.13~0.24（0.17）60min，0.09~0.17（0.12）；120min，0.03~0.10（0.06）；120min总量0.63~0.84（0.70）。

②临床意义：肾小管功能损害0.50（50%）时，开始表现有PSP排泄率的下降。降低可见于慢性肾小球肾炎、慢性肾盂肾炎、肾血管硬化症、范可尼综合征、心力衰竭、休克、重症水肿、妊娠后期、尿路梗阻、膀胱排尿功能不全等。

⒁浓缩试验

①正常参考值：成人禁饮12h内每次尿量20~25mL，尿相对密度速增至1.026~1.030甚至达1.035。儿童：至少有一次尿相对密度在1.018以上。

②临床意义：夜尿量增加、尿相对密度下降，相对密度差<0.009均表示肾浓缩功能减退，见于急慢性肾功能不全，如慢性肾炎、急性肾衰竭、慢性肾盂肾炎、肾动脉粥样硬化、高血钙、低血钾、充血性心衰、中毒性肾损害、药物性肾病等。

⒂稀释试验

①正常参考值：4h排出饮水量的80%~100%，尿相对密度降至1.003或以下。

②临床意义：稀释试验主要反映肾远曲小管和集合管的功能，异常见于肾小球病变或肾血流量减少，于肾衰竭后期，尿相对密度恒定在1.010左右，表示肾浓缩和稀释功能均已受损。

⒃对氨基马尿酸清除率

①正常情况：男 8.6～8.8 mL/s，女 8.1～8.5 mL/s。

②临床意义：对氨马尿酸清除率（或肾血浆流量）＝尿对氨马尿酸浓度（mg/dL）×稀释倍数/血浆对氨马尿酸浓度（mg/dL）×尿量（mL/min），肾全血流量［RBF（ml/min）］＝肾血浆流量（mL/min）/（1-血细胞比容）急性肾小球肾炎早期肾血浆流量（RBF）正常或高于正常，慢性肾小球肾炎肾血浆流量降低，肾盂肾炎或其他肾脏疾患，如伴高血压或肾实质的严重损害时，肾血浆流量降低，肾动脉粥样硬化症、心力衰竭、肾淤血等肾血浆流量亦下降。

4.其他常用检查方法

除了上述检查，常用的还有影像学、形态学检查，如 X 射线检查、B 超检查、肾图检查、肾活检（肾穿刺）等。

(1)X射线检查方法

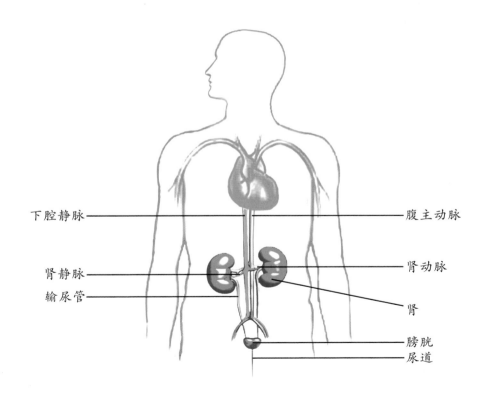

①普通X射线平片检查

腹部平片是泌尿系统 X 射线检查的初步检查。平片可观察肾的大小、形状和位置，并可显示泌尿系统结石和钙化。如果对此没什么概念的读者不妨看看人泌尿系统模式图，以对泌尿系统组成和结构、位置等有个大致的了解。注意摄影前最好清洁肠道以免粪便和气体干扰，这样才容易得到高质量的片子。

②造影检查

造影检查可进一步显示泌尿器官的解剖结构，不少疾病可借此确诊。

◆ 排泄性尿路造影

排泄性尿路造影又称静脉肾盂造影（IVP），是泌尿系统常用的造影检查方法。本法是根据有机碘液如泛影葡胺在静脉注射后，几乎全部经肾小球滤过排入肾盏肾盂而使之显影，不但可以显示肾盏肾盂、输尿管及膀胱内腔的解剖形态，而且可以了解两肾的排泄功能。检查前应清除尿道粪便和气体，限制饮水，做造影剂过敏试验。备好急救药物并在注射过程中注意患者情况，直至检查结束为止。摄影时应注意 X 射线防护。本法有常规法和各种不同剂量法，包括双剂量法、大剂量静脉滴注法和肾实质造影法等。可视病情需要选用。

◆ 常规法尿路造影

成人用 60%泛影葡胺 20 mL，约 2 min 内注完。注后于下腹加压，暂时阻断输尿管以使肾盂充盈满意，注后15 min、30 min 摄取两肾区片，如显影良好可除去腹压迅即摄影全腹照片，此片输尿管和膀胱迹充盈。如有肾盂积水而显影不清，可延长摄影时间于 2~4 h，乃至 6~8 h 后摄片（在此期间患者可除去腹压，离开检查台）。

在儿童，由于肾浓缩功能不如成人，可用 76% 泛影葡胺，剂量按每千克体重1~1.5 mL计算。

◆ 逆行肾盂造影

逆行肾盂造影是膀胱镜检查时，以导管插入输尿管，注入造影剂而使肾盂显影。一般每侧用 12.5 % 碘化钠或 10 %~25 %

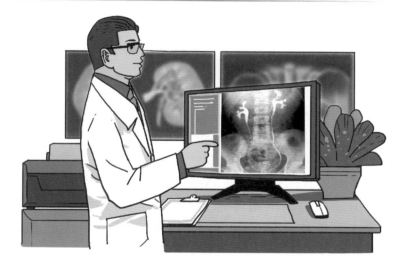

泛影葡胺 5～10 mL，对肾盂积水患者酌情增加，用于排泄性尿路造影显影不良或不适于做排泄性尿路造影患者。

◆**膀胱及尿道造影**

膀胱造影及尿道造影是将导管插入膀胱，注入 3%～6% 碘化钠溶液 100～200 mL，以使膀胱显影的方法。主要用于诊断膀胱瘤、膀胱憩室、外在压迫，如前列腺肥大等疾病。气体对显示膀胱肿瘤、前列腺肥大等有良好效果。也可同时使用碘剂和气体，形成双重对比，使病变部位得以充分显露。

将导尿管插入前尿道，或将注射器直接抵住尿道口，注入 12.5% 碘化钠或 15%～25% 泛影葡胺，可显示男性尿道的病变。在排泄性尿路造影终了，也可进行排尿期尿道摄影，为排泄法尿道造影。对于尿道狭窄，导尿管不能通过的患者更为必要。

◆**腹主动脉造影与选择性肾动脉造影**

腹主动脉造影与选择性肾动脉造影可经皮作股动脉穿刺，置导管于腹主动脉，导管尖端到达肾动脉开口上方，快速注射 60%～76% 泛影葡胺 30～40 mL，连续摄影，可显示腹主动脉和两侧肾动脉。主要用于诊断大动脉炎和肾血管疾病如肾动脉狭窄，也用于观察肾肿瘤和肾上腺肿瘤尤其是嗜铬细胞瘤。将导管插入一侧肾动脉做选择性肾动脉造影，能避免其他腹部血管的干扰，更好地观察一侧肾血管的情况，使肾实质显影更浓，以更好地显示肾肿瘤的异常血管，对肾脏病变的诊断和鉴别有重要价值。同时可行介入治疗，如肾癌的化疗、栓塞等。

(2)肾脏 B 超检查

肾脏 B 超检查可通过对肾脏定位监测出肾脏位置，肾脏大小、形态和内部结构等，还可辨别肾脏的受损性质与程度。肾脏 B 超检查具有直观、简易、费用低、省时、无痛苦、无放射线等优点，可反复进行并动态观察。肾脏 B 超检查在肾脏疾病的诊断方面具有极高的价值，深得大夫及患者的青睐。

肾脏 B 超检查前一般不需要特别准备，但应注意肾脏 B 超检查前勿大量饮水，仰卧位，最好空腹，怀疑肾盂病变者，可于检查前饮水 500 mL（检查时最好携带一瓶 500 mL 的矿泉水备

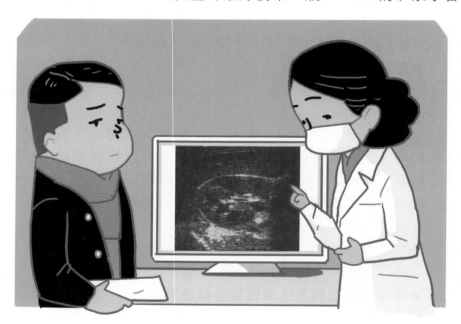

用，当医师嘱咐喝水时可派上用场）。一般来说，检查中不同的体位和探测途径相配合可取得较满意的声像图。

(3)肾图检查

肾图检查是利用能放射出伽马射线的 $^{131}I-OIH$ 作为示踪剂检查。经静脉注入，$^{131}I-OIH$ 随血循环至全身。用探测仪器在体外肾区描绘示踪剂通过肾脏的时间-放射性曲线称为放射性肾

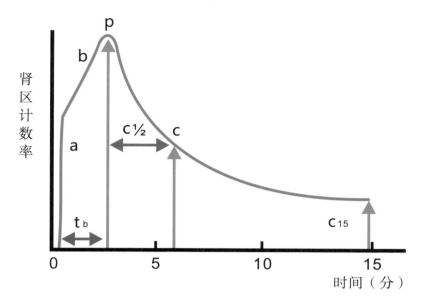

图。它是反映肾脏功能的曲线，而不是肾脏形态的显像。功能正常的肾能将每次进入肾动脉血中的示踪剂清除90%以上，无肾小管重吸收（^{131}I-OIH并不是人体必需的物质，肾小管对它并不感冒，因为它还有其他任务在身呢）。然后随尿液至肾盏、肾盂，经输尿管入膀胱。正常肾图由a、b、c 3段组成，分别为"放射性出现段""聚集段"和"排出段"。肾图分别显示了两肾各自血供，肾小球滤过功能，肾小管分泌与排泄功能及上尿路的通畅情况。由于肾图曲线各段所受到的病理因素并不是单一的，因此分析肾图时不能孤立地解释各段所代表的生理和病理意义，而应注意肾图曲线的演变规律以及双侧的差异。

　　肾图对于尿路梗阻是一种可靠、简便的检查方法，诊断符合率可达到80%~90%，估价尿路梗阻时肾功能受损的程度比静脉肾盂造影灵敏。应用肾图分肾功能测定，对于筛选肾性高血压、观察血尿、尿路感染以及单侧性肾功能受损情况有一定意义。肾图对于肾性高血压的检出率达80%以上。慢性肾炎都为双侧性病变，慢性肾盂肾炎大多数为单侧性病变，分肾功能测定对于两者鉴别有一定意义。

肾图对移植肾的监测有重要作用。肾图基本正常说明肾移植是成功的；出现急性或慢性排异反应时，肾图各有不同的变化。因此，在肾移植后定期复查肾图，有助于免疫抑制治疗的疗效观察和做进一步治疗的参考。

(4)肾活检

肾穿刺活检检查全称"经皮肾穿刺活体组织检查"。前面已经讲过，有时临床表现和肾脏实际损伤之间的关系是很难确定的，蛋白尿多不一定损伤就严重，蛋白尿少不一定损伤就轻。不同的病理类型治疗方式，对不同药物的敏感性，进展速度和预期结果都是不一样的。因此，活体获取肾组织标本做病理检查非常重要。当代肾组织病理检查包括光学显微镜检查（下图为一例糖尿病肾病患者肾活检HE染色的病理图片），电子显微镜检查及免疫荧光（或免疫组织化学）检查。由于病理检查及结果阐述过于专业而且异常复杂，在此也就不做介绍以免读者一知半解而纠结于此。上述多种检查资料的综合，显著地提高了疾病诊断准确性。所以，肾穿刺活检对确定肾小球疾病诊断、制订治疗方案及判断预后都很有意义，它已成为肾内科常做的一项重要检查。

具体来说，肾穿刺活检对肾小球疾病诊断有如下帮助。

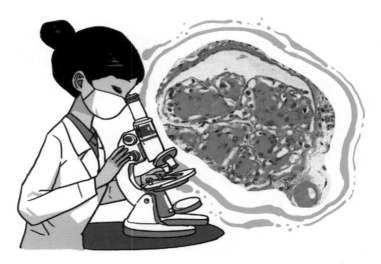

糖尿病肾病病理图片（光学显微镜下观察，HE染色，放大400倍）

◆**确定是否患了肾炎**。如直立性蛋白尿与隐匿性肾炎有时在临床上极难鉴别，只有做肾穿刺病理检查才能将两者准确区分。

◆**确定是患了哪种肾炎**。肾小球肾炎可分为原发性及继发性两大类，它们各自又包含着许多不同性质的肾炎，如原发性肾小球肾炎至少就包括 9 种病理类型，不同病理类型在疾病进展速度、治疗方案、疗效反应及预后上差别极大，因此做肾穿刺活检将它们准确区分很重要。

◆**确定病变轻重及是否可逆**。有时疾病的临床与病理表现并不平行，只有做肾穿刺病理检查才能准确了解病变轻重，并了解病变是活动病变（如细胞增生或浸润，具有可逆性）或已是不可逆性病变（如纤维化及硬化）。只有明确上述各诊断问题后，才能准确制订治疗方案及判断疾病预后。

5.糖尿病患者定期检测尿蛋白的重要性

由于糖尿病肾病的早期是没有明显临床症状的，只是肾小球滤过率可以增加 20%~40%。糖尿病患者一定要定期检测尿蛋白的排出量，这是目前能尽早发现早期糖尿病肾病的主要手段。实际上，在肾小球滤过率增高的同时，肾的白蛋白排泄率也是明显增加的。现代的生化和免疫检测技术可以准确测定出尿中的微量白蛋白水平，所以为早期发现糖尿病肾病提供了重要手段，使这种原来临床隐匿的白蛋白排泄率增高的肾脏病理变化变得临床可见。检查时最好是留取 24 h 的尿液去做尿中白蛋白的定量。

目前，通过准确测定尿中白蛋白的排出量，国际上把糖尿病肾病患者分为 3 个层级：即无蛋白尿或正常蛋白尿（24 h 尿蛋白小于 30 mg）；微量蛋白尿（24 h 尿蛋白在 30~299 mg 之间）；临床蛋白尿（24 h 尿蛋白等于或大于 300 mg）。如果收集 24 h 尿液有困难，也可以采用随机的"点尿"来测定尿蛋白排出量，但一定要同时测定尿中肌酐的排出量，用两者的比值来校正，因为肾小球的滤过状态也有昼夜节律的变化和受其他因素的影响，当然这种校正也仅限于肾功能还基本正常的微量蛋白尿和临床蛋白尿层级的糖尿病肾病患者。把尿蛋白的排出

量用 μg 表示，尿肌酐的排出量用 mg 表示，尿蛋白与尿肌酐的比值在划分糖尿病肾病3个层级时与上述数据等同，即正常蛋白尿小于30 μg 每毫克肌酐；微量蛋白尿在 30~299 μg 每毫克肌酐；临床蛋白尿等于或大于 300 μg 每毫克肌酐。如果是 24 h 的尿液所测定的尿蛋白排出量，我们还可以计算每分钟尿中白蛋白的排泄率。尿白蛋白的监测不但对了解糖尿病肾病的发生发展有重要意义，而且也是预测冠心病危险程度的一个重要指标。非常遗憾的是，有 10%~25% 的 2 型糖尿病患者在确诊时就已经有微量蛋白尿，还有少数已经有临床蛋白尿存在了。

糖尿病肾病患者日常注意事项

糖尿病肾病是糖尿病常见的并发症，是糖尿病全身性微血管病变表现之一，临床特征为蛋白尿，渐进性肾功能损害，高血压，水肿，晚期出现严重肾衰竭，是糖尿病患者的主要死亡原因之一。

据调查数据表明：近年来，糖尿病的患病率呈直线上升趋势，糖尿病肾病也在增加，而且数据显示出和现在的饮食有很大的关系。糖尿病肾病患者在日常的生活中做好以下几个方面保护肾脏。

①控制血糖达标

既然发现患了糖尿病，就必须治疗，治疗必须达标。因为 2 型糖尿病早期症状不明显，如出现症状再就医，患者此时已或多或少出现了并发症，这对患者治疗和预后均不利。所以我们主张控制达标，不达标等于没有治。严格控制血糖是降低糖尿病及其并发症风险的关键，而目前中国 2 型糖尿病患者血糖控制率达标不到 30%，这是一个非常严峻的事实。不稳定或偏高的血糖水平会对心、脑、肾、眼等人体重要器官造成慢性损害，促使并发症的发生，尤其是引起肾脏不可逆性损害，我们必须重视治疗。当然控制血糖时要经常监测血糖，防止发生低血糖事件。

②控制血压到正常水平

糖尿病肾病患者多伴发高血压，它双重性地加重了肾脏负担。所以，糖尿病肾病患者还应注重血压的控制。降低血糖、减轻肾小球内压是保护肾小球膜的主要方式，对于伴有高血压的患者我们一定要降压至收缩压140 mmHg以下，舒张压90 mmHg以下。医学家进行了长期观察与研究证实，当血压控制在140 mmHg/90 mmHg以下时，心脑血管疾病的发病率才最低。有糖尿病的高血压患者，血压还应该控制得更低一些，血压应小于130 mmHg/85 mmHg。高血压肾功能损害的患者，血压应该控制在（125~130）mmHg/（75~80）mmHg以下，才能延缓肾功能损害的发展。肾病患者的高血压首选ACEI类和ARB类降压药，其中ACEI类常见的有卡托普利（开博通）、贝那普利、福辛普利诺（蒙诺）等，ARB类常见的有科素亚，代文，安博维等。ACEI类和ARB类降压药不但可以降压还可以降低蛋白尿，对肾脏有远期保护作用。此类降压药多为中等降压药，多数起效较慢，当血压过高，应用后降血压效果不明显时可联合应用钙离子拮抗剂如硝苯地平缓释片或控释片。其他类降压药最好在医师指导下应用和调整。

③减少钠盐的摄入

大多2型糖尿病患者伴有超重、肥胖，食量大，口味重，摄

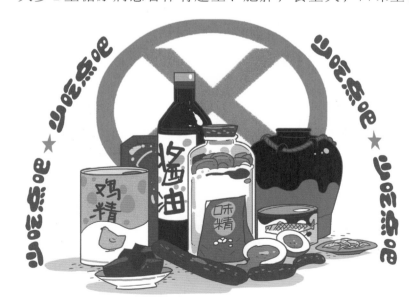

盐较多。钠主要是通过肾脏排泄，约有80%的重新吸收。摄入钠盐量高会促使肾脏血管发生病理性改变，加重肾脏的负担，影响肾脏功能。专家们发现，高盐摄量可加速肾脏患者肾功能的减退。因此，肾脏病患者一定要控制钠盐的摄入量。另外，摄入钠盐过多的人易发生高血压，高血压也会加重肾负担。

④早期干预性治疗糖尿病肾病

患者早期干预治疗效果明显，有学者应用抗氧化剂如维生素E和维生素C、血管转换酶抑制剂、传统中药六味地黄丸等对没有出现糖尿病肾病和已经出现糖尿病肾病的糖尿病患者进行干预治疗，都取得了良好的效果，血压不在理想水平的也可配合降压药。这一方面能增加胰岛素的敏感性，另一方面能减少已有蛋白尿患者尿蛋白的滤出，起到保护肾脏的作用。当然，在治疗糖尿病过程中还要注意尽量减少降糖药对肾脏的损害作用，及早应用胰岛素也可以保护肾脏。

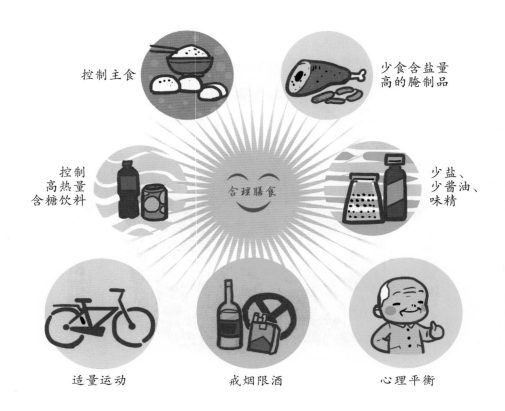

⑤定期监测血糖水平

人血糖随着环境季节的变化而改变，也随应用药物的敏感性而波动，定期监测血糖，定期监测尿蛋白和血压水平均是必要的。部分患者在治疗初期重视，随时间的推移开始麻痹大意，自认为服药控制正常，不去监测，不知不觉，等到高血糖导致肾脏出现问题了再去解决，就可能错过预防并发症的大好时机。部分患者只化验空腹血糖而不去监测餐后血糖，忽视了餐后高血糖状态的监测。这样会漏诊部分以餐后高血糖为主要表现的早期糖尿病患者，这些人因为糖尿病发现晚，往往一经发现患有糖尿病时已经是有肾脏病变了。

⑥合理饮食

临床实验研究显示，高蛋白饮食可增加肾小球的血流量和压力，加重高血糖所引起的肾血流动力学改变。饮食对临床期糖尿病肾病可使其肾小球滤过率下降速度减慢。没有尿蛋白出现的患者要求蛋白的量为一天每千克体重 0.8 g，对有尿蛋白出现的患者要求一天每千克体重 0.6~0.8 g，应以优质动物蛋白为主。在胰岛素保证下，可适当增加碳水化合物的摄入量以保证有足够的热量，避免蛋白质和脂肪分解增加，增加肾脏排泄负担。另外，减少各种高热量油炸食品和粗蛋白的摄入，有利于肾脏的保护。

⑦避免使用对肾脏有害的药物

如庆大霉素、链霉素、丁胺卡那霉素及有些中药制剂对肾脏都有损害，应避免使用。

做好以上几个方面，能够很好地保护好肾脏，并且能够预防糖尿病肾病向尿毒症发展。

另外，糖尿病肾病患者常存在高脂血症，以胆固醇增高为主的可以用 HMG 辅酶 A 还原酶抑制剂，常见的有辛伐他汀、来适可等，以三酰甘油为主的可选用氯贝丁酯类如力平之、洁脂等。此外，红曲类制剂，中药黄芪均有降血脂的作用。随着肾病的缓解，高脂血症可自然缓解，此时就不需要再继续服用降脂药物了。

五 出现肾功能不全怎么办

糖尿病肾病如果长期得不到适当的治疗和干预就会逐步发展到慢性肾功能不全（以往把慢性肾功能不全称为慢性肾衰竭，后来觉得慢性肾衰竭这名字太难听，听起来让人很不舒服，所以就改成现在的名字啦）。慢性肾功能不全一般是指肾病病情不断恶化进展至晚期的综合病症，它强调"综合"两个字，包含了多方面的含义。任何疾病（包括各种慢性肾病及某些全身性疾病），如使得肾脏内的功能肾单位发生进行性破坏，则在数月、数年或更长的时间后，残存的肾单位不能充分排出代谢废物和维持人体的内环境稳定，则其体内将出现代谢废物的潴留和水、电解质与酸碱平衡紊乱以及肾脏的内分泌功能障碍，这种情况统称为慢性肾功能不全。

1.慢性肾功能不全的临床分期

在临床中，各种慢性肾病均可导致慢性肾功能不全的发生。为了简化和便于叙述，人们依据人体的肾功能的损害程度（就诊检查可依据化验内生肌酐清除率（Ccr）指标判定）可将慢性肾功能不全分为4期。

(1)慢性肾功能不全代偿期：Ccr 为 51~80 mL/min；大于正常值的 30%。

(2)慢性肾功能不全失代偿期：Ccr 为 20~50 mL/min；为正常值的 25%~30%。

(3)慢性肾功能不全肾衰竭期：Ccr 为 10~19mL/min；为正常值的 20%~25%。

(4)尿毒症期：Ccr<10 mL/min，小于正常值的 20%。

2.慢性肾功能不全各时期的临床表现

许多慢性肾病患者被医师诊断为"慢性肾功能不全"，自己常误以为这是肾病的一种，其临床表现都是一样。事实上，慢性肾功能不全是各种慢性肾病病情不断恶化进展到一定阶段后出现的一种综合病症，强调的是时间和程度，并不涉及原

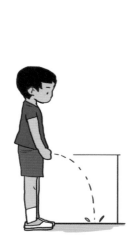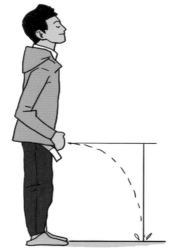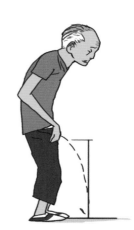

因。临床上慢性肾功能不全患者肾功能损害程度不同，其所处的病情阶段也各有差别，在临床上的表现也不相同，相对应的治疗上也是有区别的。

慢性肾功能不全代偿期的肾病患者，处于肾病发生的初期阶段，此时患者肾实质破坏轻微，肾脏的功能基本上正常，尚能维持人体的内环境稳定状态，不表现有临床症状，实验室检查也少有异常。在慢性肾功能不全失代偿期，患者肾脏发生轻中度病变，此时表现为多尿、夜尿多、酸中毒、轻度贫血和乏力等症状。在肾衰竭期，患者肾脏损害程度较重，表现为夜尿增多、严重代谢性酸中毒、严重贫血、低钙低钠高磷高氯。当慢性肾功能不全患者进入晚期阶段尿毒症期时，其全身各大系统均会出现相应并发症状，如厌食、恶心呕吐、高血压、肌肉痉挛、意识障碍甚至昏迷、呃逆、呼吸有异味、身体消瘦乏力、严重失眠、皮肤干燥瘙痒、色素沉着、皮肤晦暗等。

慢性肾衰竭根据病程阶段的不同，其临床表现不尽一致，但主要表现在以下几个方面。

(1)中枢神经系统的表现

当血尿素氮高于 21.4 mmol/L（60 mg/dL）时，即可出现注意力减退、容易疲劳、记忆力下降等表现。随着肾功能的进一步恶化，可以出现意识障碍，嗜睡、呆滞、幻觉、平衡失调等表现。尿毒症期则可出现尿毒症性脑病，主要表现为嗜睡、胡言乱语、双手扑翼样震颤甚至昏迷。尿毒症中枢神经系统的损害主要是由尿毒素所引起。另外，酸中毒、低钠血症、高镁血症及高血压的作用亦不可忽视。尤其是低钠血症或高钠血症纠正过快常可引起中枢神经系统的脱髓鞘病变。神经就像电线，而髓鞘就相当于电线包的绝缘皮，中枢神经脱髓鞘会导致神经系统传递信号异常，其预后十分恶劣，而外周神经脱髓鞘可引起肢端感觉异常。

(2)心血管系统的表现

80%~90%的终末期肾衰患者都伴有高血压。尿毒症患者常可并发急性肺水肿，轻度发作时表现为活动时呼吸困难，重度时则表现为端坐呼吸，咯血咳痰。尿毒症性心肌病则主要表现为心脏扩大、低血压及严重心律不齐等。尿毒症患者突发胸痛应注意尿毒症性心包炎，临床上可表现发热、胸痛、低血压、心包摩擦音及心影扩大，该病主要与尿毒素及出血倾向有关。长期透析存活的尿毒症患者中动脉粥样硬化的发生率较高；是长期透析患者的主要死亡原因之一。

(3)呼吸系统的表现

尿毒症时可以出现低氧血症。由于肺内静水压的增高，加上一些循环毒素可增加肺毛细血管的通透性，故容易引起肺水

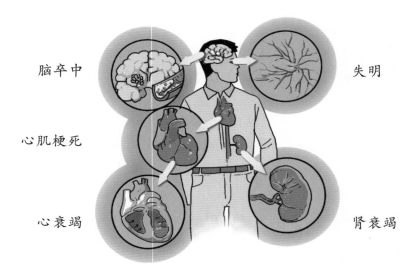

脑卒中　　　　　　　　　　　　　　　　　　　失明

心肌梗死

心衰竭　　　　　　　　　　　　　　　　　　　肾衰竭

肿，导致"尿毒症肺炎"，即在双肺门周围出现蝶形分布的浸润灶。尿毒症患者常于肺泡隔上可出现转移性钙化灶，可能与甲状旁腺功能亢进、高钙血症及碱中毒有一定关系。肺的纤维化与钙化有关。另外充血性心功能衰竭及肺部感染常可引起胸膜腔积液。

(4)消化系统的表现

慢性肾衰竭早期即可出现食欲缺乏、味觉障碍，在尿毒症期可出现恶心、呕吐、腹泻、呕血、便血等严重并发症。另外，尿毒素可弥散进入消化道，通过尿素分解细菌的作用，致使胃肠道中铵的含量增加，故容易发生胃肠道炎症及溃疡。

(5)血液系统的表现

尿毒症患者贫血的程度与肾小球滤过率降低的程度呈平行关系。尿毒症期患者容易出现鼻出血、齿龈出血、消化道出血，严重的甚至可有脑出血及硬膜下出血。尿素、肌酐及胍类复合物等尿毒素物质均可影响血小板的聚集、黏附及血小板因子Ⅲ的释放，尿毒症时血小板的数量也明显减少，这些均是尿毒症出血倾向的可能原因。

(6)代谢及内分泌系统的表现

慢性肾衰竭时患者可出现糖耐量异常，其主要原因可能是尿毒素的作用使胰岛 β 细胞释放胰岛素减少及外周组织对胰岛素的反应性降低。由于肾小球滤过率的降低造成钙磷代谢紊乱而致的高磷、低钙血症，刺激甲状旁腺过度代偿，可引起慢性肾衰竭患者甲状旁腺功能亢进，表现为甲状旁腺肥大，血中甲状旁腺激素（PTH）水平明显增高，PTH代谢异常不仅可使骨质吸收增加造成肾性骨病，而且聚积在血中的PTH本身即是一种尿毒素，与尿毒症时神经系统的异常、糖耐量异常及高脂血症的产生均有明显关系。尿毒症时甲状腺功能的改变主要表现为血中总 T_3 水平低下，而 T_4、游离 T_3 及就甲状腺激素（TSH）的水平基本正常，但TSH对TPH负荷试验的反应低下，因此患者可能处于相对甲状腺功能减低状态，临床上可出现低体温、黏液样水肿、基础代谢率低下等表现。性功能减退是尿毒症患者的一个常见的临床表现，患者可表现为性欲低下、睾丸萎缩、精子产生减少，闭经或月经失调、不孕等。

(7)肌肉及骨骼系统的表现

慢性肾衰竭患者在尿毒症期可以出现肌无力、肌肉萎缩及骨营养不良症（肾性骨病）。肾性骨病包括：

①骨软化症；

②囊性纤维性骨炎；

③骨质疏松症；

④骨质硬化症等。

肾性骨病的发生主要与维生素D活化障碍、继发性甲状旁腺功能亢进及代谢性酸中毒有关。部分患者还可出现异位钙化现象，如在动脉壁、眼结膜、关节周围组织及皮肤等处出现钙化。关节周围组织的钙化可出现"痛风"样症状，尿毒症顽固性的皮肤瘙痒症可能与皮肤钙盐的沉积有关。

(8)免疫系统异常的表现

尿毒症患者容易出现感染，如易患流行性感冒、结核及病毒性肝炎等；其恶性肿瘤的发生率也明显高于一般人群。另外，尿毒症患者对疫苗（如乙型肝炎疫苗）接种的反应均明显降低，移植排异反应也明显低下。研究表明，尿毒症患者的细胞免疫及体液免疫功能明显受损，主要表现为 T 辅助细胞明显减少，$CD4^+/CD8^+$细胞比例下降，自然杀伤细胞功能减退，白细胞介素 2 产生减少，B 细胞数也明显降低，尿毒症患者免疫系统的异常主要与多胺、胍类等中分子尿毒素对免疫功能的抑制及营养不良包括蛋白、锌、维生素 B_6 及必需氨基酸等的缺乏有关。

(9)其他临床表现

尿毒症期可以出现水、电解质及酸碱代谢异常，如高钾血症、低钠血症、代谢性酸中毒等临床表现。尿毒素还可引起周围末梢神经轴索变性及继发脱髓鞘改变，临床上可出现末梢知觉障碍、双足灼热感、肌无力、肌痉挛、不宁腿综合征等表现，末梢神经及血循环的损伤还可引起表皮剥脱、紫癜、瘙痒等皮肤病变。

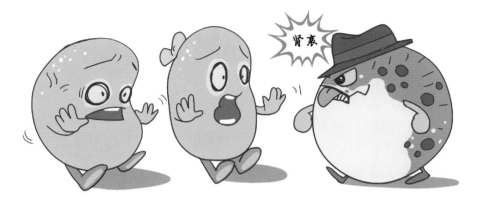

可见，慢性肾功能不全早期阶段症状并不明显，多数患者可能会忽视疾病而延误就医，导致病情不断恶化、进展。当慢性肾功能不全进入尿毒症阶段时，患者将出现全身各系统严重并发症，严重影响患者的生活质量，更严重的是这些并发症对患者的生命安全构成了直接威胁。因此，一旦被诊断为慢性肾功能不全后，应积极应对，一定要抓紧时间，制订规范治疗措施，避免慢性肾功能不全晚期阶段的到来，增加就医风险和就医负担。

3.复方 α 酮酸片联合低蛋白饮食

糖尿病肾病是糖尿病的重要并发症之一，近年我国糖尿病肾病的发病率显著上升，必须重视其防治。良好的血糖控制可降低糖尿病肾病的微量白蛋白尿，甚至可逆转早期病理改变。选择降糖药物应考虑不加重肾损害、无低血糖等不良反应的药物。肾功能受损的糖尿病患者应从小剂量开始使用胰岛素，选用短效胰岛素或胰岛素类药物为宜，以防低血糖事件发生。糖尿病肾病患者除糖代谢异常外，往往合并脂代谢异常、代谢性酸中毒等多种代谢紊乱。已有研究证实，营养治疗如低蛋白饮食加复方 α 酮酸片对糖尿病肾病患者的多项代谢紊乱都具有显著的改善作用。

(1)低蛋白饮食加改善糖尿病肾病患者的糖代谢

开同主要通过增加胰岛素敏感性改善糖代谢，作用机制主要为：

①尿毒症毒素的蓄积是导致糖尿病肾病胰岛素抵抗的重要诱因，开同通过与尿素氮结合减少含氮废物堆积，减轻胰岛素抵抗。

②低蛋白饮食加开同可增加患者血碳酸氢盐（血中的主要碱性物质）水平，减轻因代谢性酸中毒而加重的胰岛素抵抗。

③开同可促进肌细胞对葡萄糖的摄取，改善胰岛素敏感性。有研究证实：采用开同加低蛋白饮食治疗4个月后胰岛素敏感性显著改善。

(2)低蛋白饮食加开同改善糖尿病肾病患者的脂代谢

开同可从4个方面改善糖尿病肾病患者脂代谢：

①降低脂肪酸作为能量来源的需求，从而减少肠道脂肪重吸收；

②降低甲状旁腺素（PTH）水平；

③改善胰岛素抵抗；

④减少蛋白尿，提高血浆载脂蛋白水平。开同加低蛋白饮食全面改善脂代谢指标表现为：降低总胆固醇和三酰甘油，增加高密度脂蛋白胆固醇（HDL-C），降低心血管非传统危险因素水平。

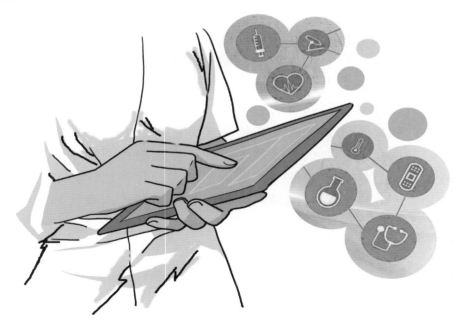

（3）低蛋白饮食加开同减少蛋白尿排泄，延缓糖尿病肾病进展

目前，对糖尿病肾病蛋白尿的治疗，通常只注重积极控制血糖、血压和血脂，而低蛋白饮食却常常被忽略，主要原因在于内分泌科医师没有充分认识到低蛋白饮食对控制肾病进展的重要性。

开同联合低蛋白饮食具有减少蛋白尿和避免营养不良的双重功效，可有效保护肾功能，延缓糖尿病肾病进展。为此，美国糖尿病学会、《中国慢性肾脏病蛋白营养治疗专家共识》和《中国糖尿病防治指南》等都推荐开同加低蛋白饮食作为治疗糖尿病肾病的重要措施。

4."残余肾功能"解析

造物主创造世间万物都有其精密的设计和万无一失的合理性，而人类身体的内部结构堪称为其中的经典。每个脏器的结构和功能都是精准合理的，而肾脏在这样一种各司其职的合理安排下，更加显露出举足轻重的作用，实乃"人体先天之本，水液之府，五脏之根"。

对于我们普通人来说，什么是"残余肾功能"，这究竟是怎样一种概念的确很难理解。简单地说，残余肾功能就是指肾脏功能结构受损之后，残存部分肾脏组织发挥的泌尿、排泄、内分泌、体液调节等多种生理功能。为了便于理解，我们做个比喻，如果将肾脏比作一个战斗集体，其中的上百万个肾单位（前面有肾单位的图片，你还记得吗？）就是组成这一战斗集体的士兵。当遭到各种突如其来的外界侵袭时，"全体将士"便会团结一心，顽强奋战。但既然是"战争"，必然有其残酷的一面，牺牲在所难免，而剩余的未损伤的"勇士"自然而然地肩负起继续作战的职责，坚持抗击到底。这里的"勇士"就是肾脏残余的肾功能，仍然能够发挥自身的强大作用，而且每个"勇士"将担负起更多的责任。

肾脏是一个自我调节能力非常强的器官，所以当肾脏部分组织受到损害时，肾脏就会调动其强大的自我代偿功能，利用

残余肾脏组织进行代偿修复，以期保证机体正常的代谢需要。所以说残余肾功能对于慢性肾病患者的治疗、预后、生存率以及生活质量都有着极其重要的影响。

目前，国际肾脏病专家一致认为加强对慢性肾衰患者残余肾功能的修复和保护对肾病患者预后恢复具有决定性作用。

有人也许还会有这样的疑虑，残余的肾功能既然如此重要，那已经开始透析的患者是否还有残余的肾功能？进行透析后，还有必要保护自己的残余肾功能吗？

毋庸置疑，答案是肯定的。一方面，大量临床实践证明，早期透析或透析不久的患者都存在着残余的肾功能。另一方面，病理研究中也认为肾功能损伤超过80%以上就会出现肾衰竭症状，但此时仍然会存在一定的肾功能。对于透析患者而言，残余肾功能有以下重要性。

大家都知道，透析的目的是替代肾脏滤出体内过多的毒素，维护体内的各种功能平衡，减少对其他器官、组织的损伤。而此时，残余肾功能的存在可以使透析的时间间隔长；可以辅助心血管系统功能的稳定；同时有利于维护机体的代谢及内环境的稳定，保持良好营养状态，减少其他并发症的发生。残余的肾功能对身体很重要，透析患者同样要保护残余的肾功能。

但最重要的，透析并不是治疗的最终目的，而治疗的最终目的是恢复肾脏功能。透析只是及时、暂时地改善中毒症状，为治疗提供一个好的体内环境。在肾脏纤维化进展的过程中，只要肾脏还没有全部形成瘢痕组织，就有可逆的可能，就有保护的必要。这极大地关系着常规透析患者的远期预后。

另外，体内有些激素也是靠肾脏来分泌的。例如，维生素D和促红细胞生成素（简称为促红素）等。因此，残余肾功能对于机体的内分泌系统的稳定也同样是必不可少的。

那么面对如此珍贵的"剩余资源"，我们该如何守护呢？这才是问题的关键所在。保护残余肾功能要做到以下几方面。

(1)基础病治疗

不同病因的肾病，残余肾功能下降的程度和进展速度各不

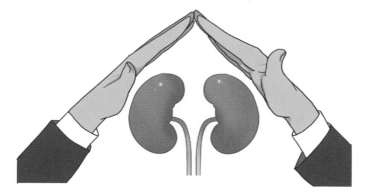

相同。糖尿病肾病肾功能恶化最快，但早期积极地强化胰岛素治疗，对减慢残余肾功能下降也有一定作用。比如说狼疮引起的肾炎虽然到了尿毒症期，也不应轻易放弃基础病的治疗，大量临床病例证明，即使发展至终末期的狼疮性肾炎，经过激素冲击治疗或血浆置换后肾功能也有恢复的可能，甚至有较长时间脱离透析的报道。多囊肾、慢性肾盂肾炎及肾动脉粥样硬化导致的终末期肾病，可较长时间保持尿量，应在多方面加以保护，包括积极预防和控制感染、合理使用抗生素及避免使用肾毒性药物。

(2)控制高血压

高血压对任何患者都是一个促进肾脏疾病进展的因素，特别是透析患者，容易产生水潴留及脂质代谢紊乱，这两者又是引起血压增高和肾动脉粥样硬化的危险因子；将透析患者血压控制在正常范围非常重要，且应选择对肾脏损害较小的降压药。

(3)防止透析中低血压反应

透析患者既不能水潴留，又不能体重过轻。在透析中清除水的速度不能太快，尽量防止出现低血压，因为有效血容量不足，可使肾脏进一步缺血，加重肾脏损害。有些血液透析患者既有尿量又有轻度水潴留但不能耐受超滤，可以口服利尿药，既可增加水分和溶质的清除，又可防止透析中发生低血压。

(4)使用生物相容性好的透析膜

高分子合成膜（如聚砜膜、聚丙烯腈膜等）可减少透析中补体的活性，降低炎症介质与细胞因子的产生，对保护残余肾功能和减少透析并发症均有益处。此外，使用无热源的透析用水和碳酸氢盐透析液，提高透析液钠浓度，可减少细胞因子的生成，防止透析中渗透压突然变化造成的肾损害。

(5)选择合适的透析方案

血液透析患者最好每周透析2次，以减少体内容量和渗透压的变化幅度，有利于残余肾功能的保护。有研究表明，血透患者比持续性非卧床腹膜透析（CAPD）患者的残余肾功能下降快，其原因有：血透过程中产生的炎症介质反复作用于已损伤的肾脏；透析过程中渗透压的快速变化和相应产生的容量减少使肾脏缺血加重等。所以，当有些患者一定要保持残余肾功能，必要时可采用CAPD。临床证实，长期CAPD患者每日仍可有1 000 mL以上的尿量。

5.非透析治疗原则

由此看来，在采取适当治疗措施的同时积极保护肾脏残余功能，保护好肾脏的"战斗英雄"，对肾病患者的预后及生存质量起到了至关重要的作用。那么什么时候开始透析比较合理呢？一般先采用非透析治疗，如饮食、运动及对症治疗等。

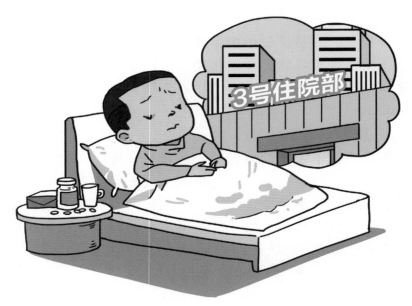

非透析治疗原则为以下几个方面。

①减轻残余肾单位的负荷

主要通过饮食调节，如在补足每日所需热量的基础上，采取低盐低蛋白饮食，目前也有人提倡不肿不限盐，一般每日摄入盐 3 g 左右为宜。关于低蛋白饮食；目前认为辅以必需氨基酸或必需氨基酸的 α 酮酸，效果更好。

②消除肾损害的加重因素

高血压是肾脏的易损因素，并与肾脏疾病相互加重，应严格控制。心功能不全、贫血、感染等可减少肾脏血流量，影响肾脏灌注，加重其损害，应当及早纠正。

③积极防治并发症

慢性肾功能不全患者常有水电解质、酸碱平衡紊乱，如低血钙、高血磷、高钾血症、高尿酸血症、低蛋白血症及代谢性酸中毒。可给予相应的对症治疗。

④适当的体力活动

慢性肾功能不全患者应保持一定的体力活动，可根据患者的具体情况制订相应的运动计划。参加适量活动，有助于患者身体素质的提高，同时可增加其重返社会的信心，利于维持患者健康的身心状态。许多患者采用非透析疗法可以取得良好效果，使血浆尿素氮、肌酐保持在相对不高的水平，患者也没有过多的不适。

6.关于透析的指征问题

当非透析治疗无法维持时，可采用透析治疗。关于透析的指征，一般认为如果患者尿毒症症状明显，血浆肌酐值达到 707 μmol/L（8 mg/dL）以上，尿毒氮达到 30 mmol/L（80 mg/dL）以上，和（或）肌酐 <10 mL/min 时，可以采用透析疗法。对难以控制的高血压或高度水肿、无尿伴心力衰竭，或并发肺水肿、脑水肿患者；合并心包炎、消化道出血、出现中枢神经系统症状（恍惚嗜睡、昏迷、抽搐等）的患者以及伴有严重代谢性酸中毒（pH < 7.2）的患者，可行急诊血液透析。对于并发周围神经病变糖尿病、结缔组织病患者，血细胞比容

（Hct）<0.15的患者及儿童或高龄患者可以进行早期透析。需要指出的是，透析指征不是绝对的，应根据身体条件、经济条件、残余肾功能来确定透析时机。透析过晚，全身各系统的并发症增多，不利于患者的长期生存及生活质量的提高。因此，原则上应早行透析，但因受经济条件的制约，目前国内大部分地区尚达不到早期透析。

7.透析患者地饮食与营养

患者进入规律性血液透析治疗后，饮食的限制与血透前的肾衰竭饮食有明显的不同。需要不断地调配饮食，增加营养，补充和调节体内由代谢紊乱和分泌不足所引起的不良后果。关于饮食与营养的管理问题，主要取决于残存肾功能、尿量和血透频度。对于少尿、无尿型血透者或透析间歇期越长的患者，如饮食不当，可造成不良后果，其威胁生命的主要原因是高钾血症和水钠潴留。

(1)蛋白质的补充

透析患者由于血透时蛋白质的丢失，有促进蛋白异化作用，长期大量蛋白尿及补充不足等造成了机体的负氮平衡。因此，透析患者蛋白质的摄入量可适当放宽，约每日每千克体重1~1.5 g，如一位50 kg体重的患者需补充50~75 g蛋白质。蛋白质的种类仍以富含人体必需氨基酸的动物蛋白为主。

(2)热量的补充

热量的来源主要为糖类和脂肪。主食（糖类）的摄入量为每日每千克体重5~6 g，脂肪的摄入量为每日每千克体重1.3~1.7 g，应以植物脂肪为主。如患者极度消瘦或过度肥胖时总热量应适当增减。

(3)水及电解质的调节

①钾：血液透析患者一般无须补充药物性钾，并应限制高钾食物，每日摄入量在2~3 g为宜。对于尿量少，血钾偏高的患者应严格限制钾的摄入。如有呕吐、腹泻等丢钾的情况，应在检查血清钾水平之后确定补钾量。

②钠：血液透析患者应避免高盐饮食。食盐入量每日在3~

5 g。防止因进盐过多引起口干、口渴使水的摄入过多致钠水潴留。

③**钙和磷**：血液透析的患者应该限制磷的摄入。磷过高可引起甲状旁腺功能亢进和代谢性骨病等危险。如果患者血磷已经升高，可服用氢氧化铝凝胶。透析患者的血钙水平容易随着酸碱变化而变化。一般低血钙比较常见，治疗主要以药物补充为主。因胃肠道不易吸收，故应长期间断补充。最好间断补充能促进钙吸收的药物，如维生素 D_3 或罗钙醛等。

④**水**：维持性血液透析患者体重的改变是液体平衡好的指标。体液的增减可以直接测量体重而反应出来。在两次透析间以每日增加体重 0.5 kg 为宜。水的摄入量包括饮水量和固体食物以及药物等所含的所有水分。如有额外丧失，也应相应补充。每日的进水总量 = 前日尿量 +500 mL。透析当日还可加透析超滤量。

⑤**维生素及其他**：维生素易被析出，故除食物补充外，还应药物补充，以 B 族维生素为主。

总之，随着社会的发展和科学的进步，肾脏病的治疗取得了长足的发展，预后较以前已有很大的改观，只要医患配合，齐心协力，肾脏病患者的生活质量和长期生存率都有很大的提高。套用一句经典名言：一切皆有可能，有肾脏病的日子一样可以很精彩！

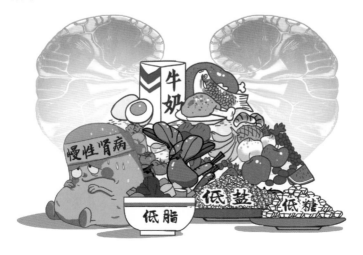

终末期糖尿病肾病患者如何选择透析方式

　　糖尿病肾病是糖尿病的严重血管并发症之一，也是糖尿病致死、致残的主要原因，其确切发病机制尚未完全阐明。国内外的研究表明，约有30％的糖尿病患者发生肾脏损害。我国对全国住院糖尿病患者的10年回顾性调查分析表明，有34.7％的糖尿病患者合并肾脏损害。随着经济的发展、人民生活水平的提高、饮食结构的改变和人均寿命的延长，我国特别是沿海经济发达地区，糖尿病的发病率逐年增高，因而糖尿病肾病的发病率也随之逐年上升。

　　在发达国家，终末期糖尿病肾病已成为肾脏替代治疗的主要原因，也是透析治疗的第一位原因。在我国，引起肾衰竭的常见病因依次为慢性肾小球肾炎、间质性肾炎、高血压肾病和糖尿病肾病。根据2 000年中华医学会的统计资料显示，我国因糖尿病肾病导致的肾衰竭患者占肾衰竭患者总数的13.5％。

1.糖尿病肾病的透析时机

　　目前，对于终末期糖尿病肾病患者何时开始透析治疗尚无统一标准，一般认为糖尿病肾病发展到终末期肾衰竭阶段即应开始透析治疗。无论采用何种透析方式，糖尿病肾病患者开始透析的时间相对非糖尿病肾病患者而言要早。其原因在于糖尿病是全身代谢性疾病，当发展到终末期肾脏疾病时，常常伴有其他系统的严重并发症，尤其是心血管系统并发症。患者水肿、贫血及全身中毒症状较非糖尿病肾病患者更为显著,尿毒症症状出现更早、更严重。同时由于患者蛋白质摄入不足及其合成障碍、肌肉总量下降、临床上测得的血清肌酐值往往较非糖尿病肾病患者低，此时血清肌酐水平不能准确反映疾病的严重程度。因此，糖尿病终末期肾病患者应更早接受肾脏替代治疗，以避免发生危及生命的并发症和加重视网膜病变。由于糖尿病患者的血管条件较差、手术伤口不易愈合，因此建立透析通道的时间也应提前。目前认为，当内生肌酐清除率在 25～35 mL/min 时，宜尽早建立透析通道，包括动静脉内瘘形成术、永久性中心静脉留置导管、移植血管和腹膜透析管路植入术；当内生肌酐清除率小于 20 mL/min 时，或存在严重代谢性酸中毒、水钠潴留、胃肠道症状、心力衰竭、高钾血症时即应考虑开始血液透析或腹膜透析治疗。

2.什么是血液透析

血液透析是依据渗透压的原理，使血液内的溶质通过半透膜从高浓度一侧向低浓度一侧运动，使得血液内积聚的人体新陈代谢而产生的毒性物质经透析器排出到体外的一种血液净化方法，是临床血液净化技术的一种，主要用于急、慢性肾衰竭患者，通过应用透析滤器发挥替代肾脏功能的作用。目前在临床治疗中多采用空心纤维型透析器，此类透析器内装有壁厚6～13 μm，直径200～230 μm的空心纤维透析管8 000～12 000根，这些空心管具有半透膜的特性。进行血液透析时，患者的血液在空心纤维管中流动，透析液在其外面流动，血液中的细胞成分和蛋白质等大的颗粒不能通过半透膜小孔，而水、电解质以及血液中的小分子代谢产物，如尿素、肌酐、胍类等可通过半透膜弥散到透析液中，而透析液中的物质如碳酸氢盐和醋酸盐等物质也可以弥散到血液当中，以达到清除体内

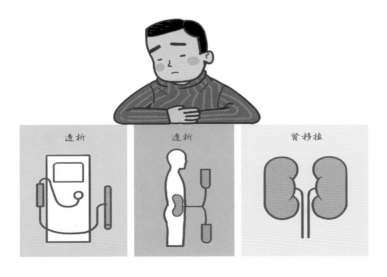

毒素、补充体内所需物质的目的。

目前，血液透析仍是终末期糖尿病肾病患者最常用的肾脏替代治疗方法。血管通路是影响其成功与否的关键因素之一。终末期糖尿病肾病患者多为高龄、常常合并高血压、动脉粥样硬化、慢性心功能衰竭和脂质代谢紊乱，因而血管通路问题突出，表现为以下。

(1)终末期糖尿病肾病患者动脉粥样硬化、血管壁中层钙化，动脉壁弹性下降、脆性增大，因而管路中血流量不足，极易导致手术失败或者由于血流量不足等原因导致瘘管内血栓形成，最终导致瘘管闭塞。

(2)永久性中心静脉留置导管使用期短，并发症多，主要并发症为感染和导管内血栓形成。

(3)移植血管平均使用寿命短，并发症出现更早、更严重。常见的并发症为血栓形成、感染和远端缺血。

(4)动脉窃血综合征和缺血性单神经病变发生率高，表现为手术一侧远端肢体疼痛、坏疽、疼痛性溃疡和感染。

因此，在建立血液透析通道之前应该由肾脏专科医师采用彩色多普勒超声评估患者的血管条件，选择合适的部位和手术方式以及适当应用抗凝药物以避免管路并发症的发生。

3.终末期糖尿病肾病患者血液透析并发症

终末期糖尿病肾病患者在血液透析过程中可以出现多种并发症，若不加以及时处理，将对患者的生活质量和生存率产生重大影响。常见的并发症如下。

(1)高血压

糖尿病肾病患者血液透析高血压的发生率明显高于非糖尿病肾病患者。高血压的发生与糖尿病微血管和大血管并发症的发生有关，同时也与患者体内钠负荷增加、血管紧张素水平增高、儿茶酚胺活性增强等因素有关。加强水分的清除及使用血管紧张素转换酶抑制剂等降压药物治疗可以避免高血压的发生。因β受体阻滞剂可以干扰糖代谢、加重脂代谢紊乱，因此对糖尿病肾病患者不主张使用这一类药物控制血压。

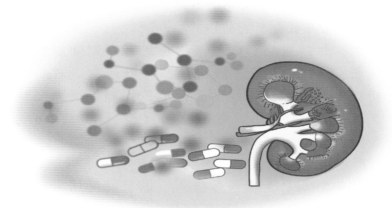

(2)低血压

糖尿病肾病患者较非糖尿病肾病患者更易发生低血压，其主要原因有：①由于恶心、呕吐，低蛋白血症造成有效循环血量不足；②肾性贫血造成的血管紧张性下降；③由于缺血性心脏病导致的心功能衰竭；④透析液温度过高使得血管扩张。

长期严重的低血压会加重缺血性心脏病的发生，甚至发生心肌梗死。

(3)高血糖或低血糖

接受血液透析的糖尿病肾病患者对胰岛素的敏感性可升高或下降，因此其血糖的控制较为困难，容易发生高血糖或低血糖。

①血液透析患者发生高血糖原因：

◆透析后糖原异生作用增强，肝糖原增加。

◆内源性胰岛素分泌减少。

◆甲状旁腺素及胰高血糖素增加，部分抵消了胰岛素的降糖作用。

◆透析后患者食欲增加，碳水化合物摄入过多。

◆使用了升高血糖的药物。

②血液透析患者发生高血糖的原因：

◆因肾功能不全减少了外源性胰岛素的降解、内源性胰岛素相对增加。

◆透析后患者对胰岛素的敏感性增强，胰岛素需求减少。

◆使用了降低血糖的药物。

因此，对糖尿病肾病血液透析患者应定期监测血糖与糖化血红蛋白（HbA1c），及时调整降糖药物。对终末期糖尿病肾病患者，美国糖尿病协会的血糖控制标准为空腹血糖控制在7.7mmol/L以下，餐前血糖宜控制在8.32mmol/L以下，餐后2h血糖宜控制在11.1mmol/L以下。

高血糖可导致终末期糖尿病肾病患者一系列症状、体征和并发症，如口渴、大量液体摄入、透析间期体重增加、高血压、心衰及肺水肿、糖尿病酮症酸中毒、感染概率增加等。因此，对糖尿病肾病血液透析患者，严格地控制血糖水平不仅可减轻上述症状，更重要的是减少了感染的发生率和病死率。

(4)视网膜病变

终末期糖尿病肾病患者视网膜病变是引起失明的主要原因，对患者的生活影响极大。1型与2型糖尿病视网膜病变的发生率基本相同。视网膜病变可表现为斑点状水肿和增殖性改变，常伴有玻璃体出血和视网膜剥离。1型患者在开始透析时几乎都有视网膜增生病变。血液透析不能治愈糖尿病视网膜病变，也不加重眼病,但肝素的使用、血糖急剧变化、血压波动等可使视网膜病变恶化，因此，控制血糖、血压、充分透析、无肝素或小分子肝素透析可以减轻视网膜病变。

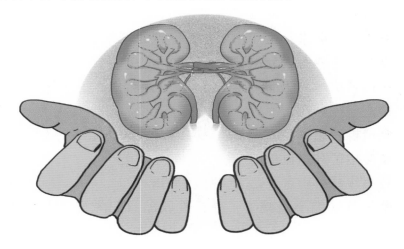

4.什么是腹膜透析

　　腹膜是一层覆盖在腹腔内壁及内脏外的生物薄膜，它可以限制大分子的物质通过，但允许小分子溶质和水分自由通过，是一种很好的半透膜，具有良好的弥散、渗透、分泌和吸收功能。成人腹膜面积约为 $2.2\ m^2$，大致相当于人体两侧肾脏肾小球毛细血管表面积。利用外科手术的方法将腹膜透析导管经由腹壁插入腹腔之中，这根导管是透析液进出腹腔的通路，腹腔被用来留置透析液。腹膜透析就是利用腹膜作为半透膜，利用重力作用将预先配制好的透析液经导管灌入患者的腹腔并停留适当的时间。在透析液留置于腹腔的过程中，腹膜两侧存在溶质的浓度梯度差，血液中的代谢废物会通过腹膜上的微小血管进入透析液中，水分则从低渗一侧向高渗一侧移动。通过定时地更换腹腔中的透析液，以达到清除体内代谢产物、毒性物质及调节水、电解质、酸碱平衡目的。

　　由于这种透析方式操作简单，在一般情况下不需要特殊的设备，因此患者可以自行在家中进行。目前，腹膜透析已经成为终末期肾脏病替代治疗的一个重要组成部分。

　　常用的腹膜透析方法有以下。

　　① 连续性非卧床腹膜透析：是指透析液持续保留在腹腔内，每日更换3~5次，每次灌入腹腔1~2 L透析液，患者可以离床活动。这是目前绝大多数患者接受的腹膜透析模式。采用这种方式不影响患者的一般性活动，甚至还可以继续进行工作。

　　② 间歇性腹膜透析：标准的间歇性腹膜透析方式是指患者卧床休息，每次向腹腔内灌注2 000 mL透析液，在腹腔中留存45 min后引流出所有的透析液。这种透析方法最早应用于救治急性肾衰竭患者，也曾应用于慢性肾衰竭的治疗，但是由于这种透析方式对体内毒素的清除不充分，目前已基本不用于慢性肾衰竭的维持性治疗。

　　③ 自动化腹膜透析：指所有利用腹膜透析机进行腹透液交换的透析模式。自动化腹膜透析较上述两种腹膜透析方式具有独特的优越性，表现在：利用机械装置自动完成透析液的交

换，将传统的腹膜透析技术中烦琐、重复的手工操作简化为每天2次的操作；可以在夜间进行，不影响患者的日常活动和工作；降低了腹膜炎的发生率，提高了患者的技术生存率。

5.糖尿病肾病腹膜透析的优点

与血液透析相比较，腹膜透析具有其技术上的优势。

(1)不需要建立血管通路，对伴有肢体远端动脉粥样硬化的患者可以避免造瘘困难和内瘘并发症的发生。

(2)腹膜透析可以通过调节透析液浓度及留腹时间而达到水分的充分清除，同时对血液动力学影响较小，对于容量依赖性高血压和肾素依赖性高血压均有很好的控制作用。

(3)可直接从腹腔给予胰岛素，与皮下及腹壁给药相比，腹腔给药的优势在于可以避免血糖大的波动、高胰岛素血症和产生胰岛素抗体，有助于血糖的控制。

(4)稳定和改善糖尿病患者的神经病变和视网膜病变。

(5)操作简单，可以居家进行，避免了频繁往来于家庭与血液透析中心之间。

(6)在一般情况下，透析时不需要使用抗凝药物，避免了出血性并发症。

(7)极少引起透析相关性心律失常。

(8)最大限度地保护残余肾功能，延长了患者的生存率。

6.糖尿病肾病腹膜透析的缺点

(1)透析液的生物相容性：目前，市场上提供的腹透液以葡萄糖为渗透剂，不仅葡萄糖的含量高，长期使用后可引起代谢紊乱（如高血糖、高胰岛素血症、高脂血症和肥胖）；透析液中的葡萄糖被人体吸收后，可以产生大量的晚期糖基化产物，它可以导致血管壁增厚，诱发组织缺血及其他功能障碍。糖尿病患者的腹膜及血管基底膜逐渐增厚，随着透析时间的延长，其透析的效能逐渐下降。

(2)心血管系统并发症高：糖尿病患者无论是否并发肾脏损害，其心血管系统的患病率也非常突出，患者在进行透析后

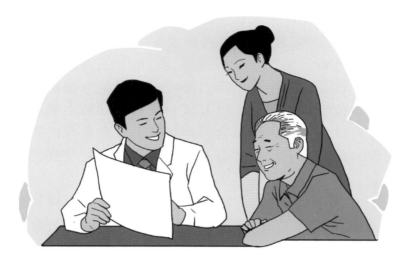

更是如此。除了传统的危险因素（高脂血症、吸烟、运动减少、高血压、低高密度脂蛋白血症、血小板黏附性增加、血液纤维蛋白原增高以及血糖控制不理想等）外，透析患者还常常因其合并其他一些因素，触发或加重了心脏损害，如肾性贫血导致心输出量增高；细胞外液量增加引起心脏前负荷增加；继发性甲状旁腺功能亢进造成左心室功能紊乱；代谢性酸中毒及电解质紊乱引起心脏传导及收缩力的异常等。所有这些因素都会使心脏始终处于超负荷工作状态，使患者很早出现心室的扩张、心肌的肥厚、心肌收缩力下降以及心功能衰竭。由于腹膜透析与一些代谢性因素（如肥胖、高脂血症、高血糖）的关系较血液透析更为密切，因而极大地增加了心血管系统并发症的机会。每日透析液的多次交换和长时间留腹还使得糖尿病肾病患者长期处于碳水化合物过饱和状态，这种状态可能与腹膜透析患者的心血管系统合并症高发有关，尤其是在老年腹膜透析患者更为突出。

（3）感染：腹膜透析最大的缺点是易于并发感染，包括导管相关性感染和腹膜炎。近年来，由于腹膜透析管路的改进，与透析导管相关的感染（如隧道感染）已明显减少。而腹膜炎仍是许多腹膜透析中心常见的感染性疾病。长期、反复发生的腹膜炎是导致患者拔除导管、终止腹透甚至死亡的主要原因之一。

(4)脂质代谢紊乱：腹膜透析发生脂质代谢紊乱的机会明显多于血液透析，表现为总胆固醇、三酰甘油及载脂蛋白 B 水平的升高，以及低高密度脂蛋白血症。这可能与透析过程中葡萄糖过多地被吸收和转化，以及低白蛋白血症较血液透析更普遍，低蛋白血症与促进肝脏合成增加有关。脂质代谢紊乱也是腹透患者，尤其是老年患者合并高心血管系统并发症的重要原因之一。

(5)蛋白质营养不良：蛋白质营养不良也是糖尿病肾病患者腹膜透析常见的并发症。营养不良的原因在于：腹腔中灌注的腹透液压迫消化道以及糖尿病本身易引起胃轻瘫导致食欲缺乏；每日从腹透液中丢失大量的蛋白质。随着糖尿病患者血管病变的加重，腹膜通透性的增加，蛋白质的丢失量会逐渐增大。

7.终末期糖尿病肾病患者该如何选择透析方式

在20世纪70年代后期，透析对具有严重并发症的终末期糖尿病肾病患者所提供的益处极其有限，其原因在于透析本身的技术问题以及缺乏多种可供临床应用的透析方式，患者生存率极低。然而，随着医学技术的进步、新的药物的应用以及患者对早期接受肾脏替代治疗这一观念的接受，终末期糖尿病肾病患者的生存率得到了极大的提高。

对终末期糖尿病肾病的替代治疗，以往肾脏病学界倾向于首选腹膜透析。终末期糖尿病肾病患者在透析前往往已经合并多种并发症，如高血压、缺血性心脏病、左心室肥厚、心律失常、直立性低血压、闭塞性动脉粥样硬化、糖尿病视网膜病变、高血糖或低血糖等，加之血液透析使得水分和溶质间断性快速地从体外移除这一特性，常常使患者出现透析诱导的高血压、冠状动脉缺血和心律失常，进一步加重了患者的心血管问题。因此，从理论上讲，血液透析对伴有多种危险因素的糖尿病肾病患者不是一个理想的选择。临床研究发现腹膜透析对残余肾功能的保护优于血液透析，失血量少，透析时对血流动力学影响小；纠正相同程度贫血需要的促红细胞生成素量较血液透析少；清除大、中分子优于血液透析；糖尿病患者多有血管病变，内瘘手术难度大，血液透析时管路中血流量不充分，透析效能低下。基于以上因素，曾有不少学者认为对终末期糖尿病肾病患者应以腹膜透析为首选治疗方法。但是目前人们的观念正在逐渐发生改变。随着两种透析技术的广泛开展，对终末期糖尿病肾病患者首选哪种透析治疗产生了争议。美国肾脏病协会对终末期糖尿病肾病患者进行的腹膜透析及血液透析调查发现，年龄超过58岁的糖尿病肾病患者，腹膜透析远期病死率高于血液透析，且生活质量差。另有荟萃研究显示，在55岁以下的腹膜透析患者中，终末期糖尿病肾病患者与非糖尿病肾病患者存活率无显著差异，而55岁以上的糖尿病肾病患者存活率明显降低。通常年轻、低体重指数、并发症少、有残余肾功能、营养状态好、溶质转运率低、腹膜炎发生率低者远期预后良好。因此，对终末期糖尿病肾病患者而言，选择何种透析方式需结合患者自身条件，并在肾脏病专科医师的指导下进行。

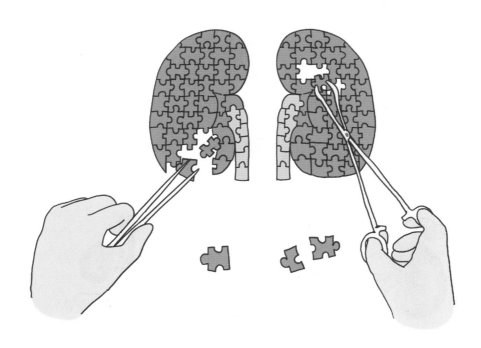

七　终末期糖尿病肾病患者
可以做肾移植吗

　　移植是指将健康的组织、器官转移到患者体内，置换不可逆病变或缺损的器官，以恢复该器官原有生物学功能的一项治疗措施。肾移植就是利用外科手术的方法将一个健康的肾脏安置于尿毒症患者体内，以代替病变肾脏。

　　终末期糖尿病肾病患者可以选择移植作为肾脏替代治疗的方法。目前可供患者选择的移植方式有胰岛-肾联合移植、胰-肾联合移植、胰-肾序贯移植和单独肾移植（包括活体和尸体肾移植）。

　　不同的移植方式对患者的预后不同。研究表明，活体肾移植受体预期寿命和有生活质量的预期寿命均优于其他移植方式。因此，推荐活体肾移植为首选，若无合适的活体供肾，应考虑胰-肾联合移植。胰-肾联合移植不仅能提高存活率，而且能改善糖尿病其他并发症。

　　尽管肾移植是脏器移植研究中最成熟的方法，也是挽救终末期肾病患者生命的有效治疗方法，但该项治疗的实施受到器官供体来源不足、治疗费用高昂、后期免疫抑制药物的使用及宿主对移植物的急、慢性排异等多种因素的制约，远不足以改善肾功能受损患者的总体预后。尤其是对于糖尿病患者，一旦进展到肾衰竭阶段，合并的多脏器病变将影响肾移植术的生存时间。因此，糖尿病肾病干预的重点在于早期预防、早期综合控制达标上，这是减少肾衰竭的最有效措施。

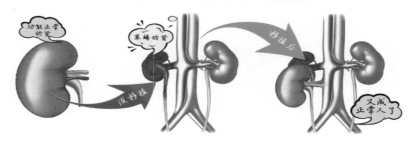

第四章

糖尿病肾病保健

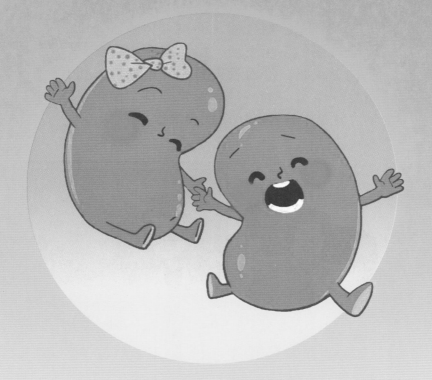

得了糖尿病肾病，该看什么科

　　糖尿病肾病是一个逐渐发展的过程，一旦临床表现明确了，糖尿病肾病就已经难以根治了，所以糖尿病的第一个治疗措施就是控制好血糖。国外学者研究成果发现良好的血糖控制可以使糖尿病肾病的发生率下降一半。1型糖尿病患者，大部分高血压都是继发于糖尿病肾病，而2型糖尿病患者则有许多高血压是与糖尿病同时并存的。但不管怎样，高血压能反过来使糖尿病肾病进一步恶化，糖尿病肾病患者控制血压非常重要。为了延缓糖尿病肾病的发生发展，得了糖尿病肾病应该同时就诊于肾脏科、内分泌科、心血管内科；并根据糖尿病其他并发症的情况，就诊于眼科、神经科、血管外科、消化科等，条件允许的情况下应就诊于营养科协助饮食治疗。

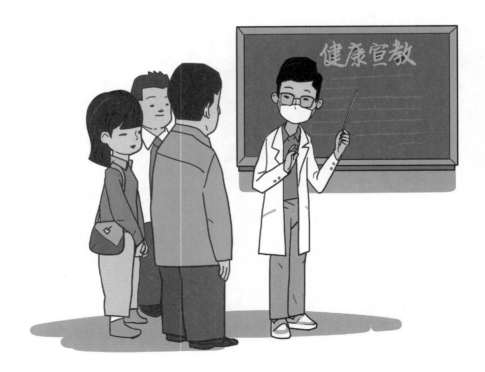

得了糖尿病肾病，该怎么吃

1.糖尿病肾病患者为什么要强调饮食治疗？

糖尿病肾病是糖尿病慢性微血管并发症之一，也是糖尿病重要的死亡原因之一。系统的临床治疗能够对早期糖尿病起到预防和延缓进展的目的，饮食治疗是其重要的治疗措施，在糖尿病肾病的各期中都具有重要的意义。糖尿病进入肾病阶段后，尤其是进入肾功能不全的阶段后，保护肾功能就成为中心问题。不合理的饮食，会加剧肾脏的负担，加速肾衰竭。因此，饮食在满足人体需要的同时，应尽量使用对肾脏有好处的食物。

2.糖尿病肾病饮食治疗的目的

(1)提供符合生理需要的营养，改善健康状况。

(2)纠正代谢紊乱，使血糖血脂尽可能接近正常生理水平。

(3)防止和延缓心、脑血管、肾脏、视网膜神经系统等慢性并发症。

(4)提供足够的维生素和微量元素，改善整个身体状况。

(5)预防和治疗低血糖、酮症酸中毒等急性并发症。

3.糖尿病肾病患者的饮食原则是什么

(1)优质低蛋白饮食

因为蛋白质摄入过多，可加重肾脏负担，所以要控制蛋白质摄入的总量。但蛋白质作为重要的营养物质，是人体不能缺少的，尤其必需氨基酸是人体自己不能合成必须从外来摄入的，所以含必需氨基酸较多的优质蛋白应该有所保证。具体实施：应尽量减少植物蛋白（含非必需氨基酸，劣质蛋白），一般应减少豆制品摄入，适当限制主食（白面、梗米也含有一定量的植物蛋白），可适当补充牛奶、鸡蛋、鱼、瘦肉等动物蛋白

（含必需氨基酸，优质蛋白）。其中尤以牛奶、鸡蛋蛋白为宜。一般说来，蛋白质摄入量的多少，应参考患者的血肌酐水平和内生肌酐清除率决定。血肌酐水平越高，内生肌酐清除率越低，蛋白质摄入控制越严格。

(2)适当热量低脂饮食

糖尿病饮食是低脂饮食，要控制总热量，而糖尿病肾病热量补充应适当。热量供应不足，体内储存的脂肪、蛋白质分解，可使肾功能指标血肌酐、尿素等升高。热量摄入太高，又不利于血糖控制。脂肪热量较高，所以糖尿病肾病强调适当热量低脂饮食，具体实施：一般鼓励以怀山药、芋头等含淀粉高的食物代替主食。可适当多吃粉丝、粉皮、粉条等，但应注意减少主食。更有所谓小麦淀粉（注意不同于普通的面粉），大城市许多超市有售，几乎不含蛋白质。用这种小麦淀粉，配合土豆泥、甘薯面、怀山粉等，蒸馒头、花卷、包子等，既可补充热量，又不增加植物蛋白质摄入，不会加重肾脏负担，最适合于

高钙低磷饮食

糖尿病肾病肾功能不全，电解质紊乱以低钙高磷为常见，低钙高磷引发的甲状旁腺"矫枉失衡"，所以应重视饮食的高钙低磷。但令人遗憾的是含钙高的食品含磷也高，如排骨、虾皮等。所以高钙低磷饮食强调低磷饮食。具体实施：应禁食动物内脏如脑、肝、肾等，少吃南瓜子等干果。

高纤维素饮食

饮食高纤维素有利于保持大便通畅，毒素排泄，人体代谢平衡维持。具体实施：应适当多吃粗粮(如玉米面、荞麦面等)、芋头、海带丝、某些水果、蔬菜等。但应该指出的是：肾衰竭患者常见电解质紊乱，可表现为高钾血症等。进食水果、蔬菜应注意避开含钾高的品种。

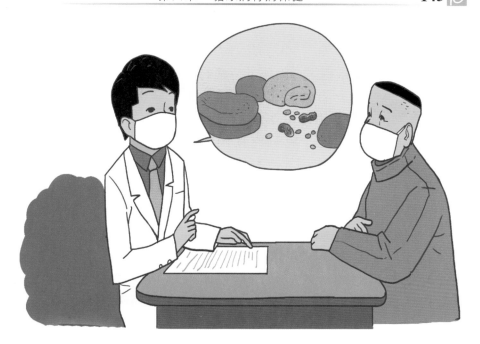

糖尿病肾病患者食用。

4.各期糖尿病肾病患者怎么吃

(1)糖尿病肾病 1 期和 2 期的患者怎么吃?

1 期和 2 期的糖尿病肾病患者常常难以明确诊断,其饮食遵从糖尿病的饮食原则。总热量按照休息状态下 104.6~125.52 kJ/kg 理想体重来计算,伴有明显消瘦或其他慢性消耗性疾病患者酌情增加,肥胖者酌情减少。碳水化合物产热 16.7 kJ/g,摄入总量占总热量的50%~60%,建议进食粗米、粗面和杂粮,禁用葡萄糖、蔗糖及其相关的加工食品(包括糖果和饮料)。蛋白质产热 16.7 kJ/g,摄入量推荐 0.8~1.2 g/kg 理想体重,但考虑到可能的肾脏损害,不提倡高蛋白饮食,总量不得超过总热量的 15%;蛋白质应以动物优质蛋白为主如鱼、瘦肉、蛋与奶。脂肪产热37.6 kJ/g 热量占总热量的 30%,饱和脂肪酸、单价不饱和脂肪酸与多价不饱和脂肪酸的比例大约在1:1:1,胆固醇摄入在 300 mg/d 以下。三餐的热量分配为 1:2:2,或 1:1:1,也可每日4 餐,按照 1:2:2:2 进行分配。此外,每日食盐的摄入严格控制在 10 g 以下,保证膳食纤维与微量元素的摄入,推荐绿叶蔬菜、豆类和粗谷物。

(2)糖尿病肾病3期的患者怎么吃？

3期的糖尿病肾病患者出现了持续的微量白蛋白尿（30～300 mg/d），饮食中碳水化合物要占总热量的50%，蛋白质占总热量的20%，脂肪占总热量的30%。蛋白质应该比较严格的限制在每日0.8 g/kg理想体重。应避免食用动物内脏、蛋黄、鱼子、猪油与牛油等富含胆固醇与饱和脂肪酸的食物。水果摄入尽量避免高热量型，量要适当。

(3)糖尿病肾病4期的患者怎么吃？

4期的糖尿病肾病患者已出现临床肾病，摄入总热量、碳水化合物与脂肪基本上同第3期。由于该期的患者多有明显的肾功能减退，蛋白质摄入应该严格控制，其原则要遵照肾衰竭的低蛋白饮食原则，推荐每日0.5～0.6 g/kg理想体重，以优质蛋白质为主。可采用部分麦淀粉作为主要热能来源，代替大米和面粉，目前也可用市场销售的玉米淀粉、红薯淀粉等来代替。还可选择一些含热量高而蛋白质含量低的主食类食物，像土豆、藕粉、粉丝、芋头、白薯、山药、南瓜、菱角粉、荸荠粉等，使膳食总热量达到标准范围。长期的低蛋白饮食可能导致营养不良，必要时可辅助 α-酮酸或必需氨基酸。有明显水肿或

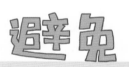

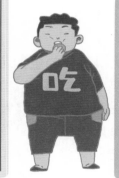

伴有高血压时，盐摄入量限制在每日 3 g 以下，并严格限制水分，建议每日摄入1 000 mL 以下。

(4)糖尿病肾病 5 期的患者怎么吃？

肾功能已经进展至终末期，没有进行透析与移植的患者，蛋白质摄入更低，维持在每天 30 g 左右，推荐小麦淀粉饮食。选用低钠食物，如牛肉、鸡肉、瘦肉、大白菜、花菜、冬瓜、丝瓜、西红柿等；而不选用每 100 g 食物含钠超过 200 mg 的豆腐、蘑菇、紫菜、虾米等。若尿量在每日 1 000 mL 以下，或有高钾血症时，应严格限制含钾食物的摄入，选用每100 g 食物含钾小于 100 mg 的食物，如蛋类、面筋、藕粉与凉粉等；避免食用含钾在 300 mg 以上的食物，如香菇、木耳、虾与蟹等。此时，大部分患者出现骨病，根据临床诊断调整食物中钙磷的摄入。

5.糖尿病肾病患者如何膳食保证摄取足够的热量

每天摄入足够的热量对于维持身体良好的营养和健康非常重要。如果热量摄入不足，就会消耗身体脂肪甚至肌肉组织，导致营养不良。摄入过多就会导致人体肥胖、血脂增高等问题。患糖尿病肾病后，患者会被要求减少饮食蛋白质。在热量被减少的同时，患者需要吃额外含热量高而蛋白质少的食物来代替。热量不足部分用富含碳水化合物的食物来补充，如藕粉、杏仁霜、小麦淀粉等。（淀粉是面粉、绿豆、红薯等抽出其蛋白质后的产物，按食品交换的方法20 g 左右的淀粉与 25 g 生面粉对血糖的影响相同。）也可以适当增加富含单不饱和脂肪酸的植物油：橄榄油、茶籽油。对于糖尿病患者不会引起血糖增高，有利于降低血脂。有些糖尿病肾病患者误认为控制血糖就要吃的碳水化合物越少越好；也有人误认为淀粉会使血糖升得更高。其实碳水化合物为人体提供了50%~60% 的饮食能量（相当于200~300 g 的生粮食），如果食物摄入量不足，机体将会消耗蛋白质和脂肪来产热以维持生命所需，结果会使糖尿病肾病患者发生酮症酸中毒、毒素水平增高、营养不良等。如果热量摄入过高则需要控制总饮食热量，包括饮食蛋白质、脂肪和碳水化合物。

6.糖尿病肾病的低蛋白饮食如何实施

在肾功能正常的情况下，每天蛋白质的供给量应占总热量的15%左右。如有特殊需要，如合并感染、妊娠、哺乳、消耗性疾病、消瘦者或营养不良者，在肾功能正常的前提下可适当增加蛋白质食物的供给量（可达80~120 g左右）。而一旦出现糖尿病肾病时，则应采取低蛋白、低盐、适量增加碳水化合物的摄入量，以保证足够的能量，减少蛋白质的分解代谢，保持氮平衡，防止出现营养不良。在此需要说明的是，增加碳水化合物的供给量要求糖尿病肾病患者使用胰岛素治疗，以避免血糖升高。

(1)低蛋白的供给原则

一般早期合并肾病的患者摄入蛋白质可限制在0.5~0.8 g/（kg·d），相当于一般中等身材每日30~50 g。其中要保证优质蛋白质的摄入。例如，一个鸡蛋含7 g蛋白质，250 g牛奶含8 g蛋白质，100 g刀鱼含18 g蛋白质，50 g猪脊肉含9 g蛋白质，100 g豆腐含8 g蛋白质，这些食物中所含的蛋白质都是优质蛋白质。一些临床医师认为，采取低蛋白饮食时患者不应吃豆制品，但临床营养专家认为适量的豆制品对肾病患者是有好处的，关键是要充分发挥不同蛋白质的互补作用，更有利于保证氮平衡。患者应根据不同情况和饮食习惯，合理地选择上述富含蛋白质的食品，同时将食盐摄入量限制在每日3 g左右。

(2)限制非优质蛋白的摄入量

在200 g的主食中含有16~18 g的非优质蛋白质。如果按每日30~50 g的蛋白质供给量，200~250 g主食中起码有16 g以上的非优质蛋白质。这类蛋白质的生物利用率低，缺乏人体必需氨基酸，如果让这类蛋白质占一定比例，就不能充分发挥优质蛋白质的生理功能，容易产生严重的蛋白质缺乏引起的营养不良，从而导致免疫功能低下，抵抗力下降或合并其他感染。因此，尤其要强调一定数量的优质蛋白质，减少非优质蛋白质的摄入量，也就是采用纯淀粉制作的主食来代替粮食谷物主食，因为每100 g纯淀粉含植物蛋白0.3 g，比谷类少许多。这样能充分保证优质动物蛋白或大豆蛋白所占的比例和要求。

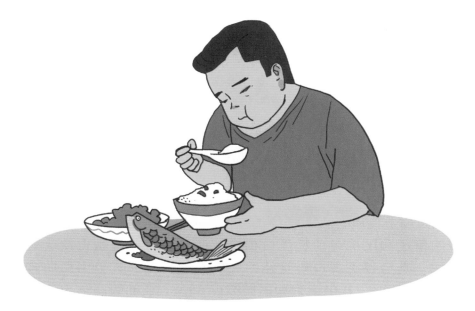

(3)应用低蛋白麦淀粉饮食

小麦淀粉、玉米淀粉、红薯淀粉、土豆淀粉等纯淀粉食品可以完全或部分代替谷类主食，它们的优点是含微量植物蛋白（0.3%），与谷物粮食中的蛋白质平均高达9%是无法相比的，这样，节省下来的蛋白质供给量就完全可以用优质蛋白质代替和保证了。可用小麦淀粉做面条、烙饼、烩饼、蒸饺等，也可在小麦淀粉中加入鸡蛋调成面团，做成各种主食。这类纯淀粉食品含碳水化合物，每100g玉米淀粉含糖85g，每100g土豆淀粉含糖76g，每100g藕粉含糖93g，每100g小麦淀粉含糖83g，基本与谷类主食中的碳水化合物含量差不太多。

糖尿病肾病患者采用低蛋白疗法的同时，最好能根据临床监测的各种实验室检查指标进行调配，在临床医师的指导下适当采用肾用氨基酸疗法、α-酮酸疗法增加蛋白质的合成，改善营养状况，提高生活质量，防止病情恶化。

7.糖尿病肾病能不能吃豆制品

(1)大豆及其制品属于健康食品

《中国居民膳食指南》建议每天摄入蛋白质量占总热量的15%左右。但是，对于糖尿病肾病患者来说，由于肾功能受损，有必要开始食用低蛋白饮食，肾功能受损严重的，更严格控制蛋白摄入量。那么，大豆及其制品会不会也要被排除在糖尿病肾病患者的饮食范围内呢？临床营养专家认为关键是控制好每日总蛋白摄入量，在蛋白质限量范围内选择少量豆制品是可以的。

大豆及其制品的血糖指数并不高，是糖尿病患者的健康食品。而且，大豆含有丰富的优质蛋白、不饱和脂肪酸、钙及 B 族维生素，是我国居民膳食中优质蛋白质的重要来源。

(2)大豆蛋白质有什么营养价值？

大豆蛋白质含量为 35%~40%，除蛋氨酸外，其余必需氨基酸的组成和比例与动物蛋白相似。而且富含谷类蛋白缺乏的赖氨酸，是与谷类蛋白质互补的天然理想食品。大豆中脂肪含量为 15%~20%，其中不饱和脂肪酸占 85%，亚油酸高达 50%，且消化率高，还含有较多磷脂。大豆中碳水化合物含量为 25%~30%，有一半是膳食纤维。大豆含有丰富的磷、铁、钙。每 100 g 大豆分别含有磷 571 mg，铁 11 mg 和钙 367 mg，明显多于谷类。

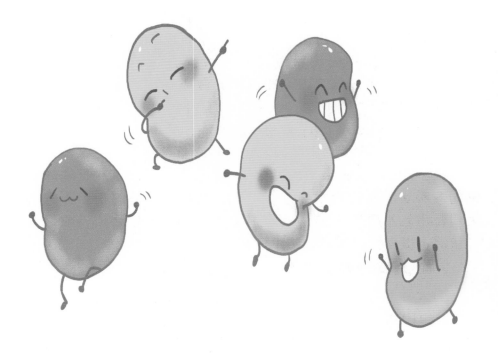

大豆中维生素 B_1、维生素 B_2 和烟酸等 B 族维生素含量也较谷类高。并含有一定数量的胡萝卜素和丰富的维生素 E。

此外，大豆还含有多种有益于健康的成分，如大豆皂苷、大豆异黄酮、植物固醇、大豆低聚糖等。

(3)日常少吃哪些豆制品?

日常所吃的豆制品多种多样，油豆腐、水豆腐、冻豆腐、豆腐丝、豆腐干、豆腐皮、腐竹、豆浆、豆腐脑、素鸡、豆瓣酱、怪味豆等。对健康群体而言，营养来源单一是不可取的，豆制品可以作为蛋白质的来源之一。豆制品是平衡膳食的重要组成部分。按照加工方式，豆制品可以分为两大类，即发酵性豆制品和非发酵性豆制品。非发酵豆制品有豆浆、豆腐、豆腐干、腐竹等，是指以大豆为原料制成的豆腐，或豆腐再经卤制、炸卤、熏制、干燥的豆制品。发酵豆制品有豆豉、豆瓣酱、腐乳臭豆腐、豆汁等，是以大豆为主要原料，经微生物发酵而成的豆制品。对于糖尿病患者来说，建议少吃的豆制品是：经过煎炸过的豆制食品，如素鸡等。

8.糖尿病肾病患者需要摄入的其他营养元素有哪些呢

(1)钠

国际上推荐每天饮食钠摄入 2 000 mg，即 5~6 g 盐。一般正常的饮食中即使不加含钠的调味品，食物中的盐大约有 3 g，也就是说每天饮食中只需加入 3 g 的含钠调味品就可以了。除盐外，需要控制味精、咸菜、酱油等食用量。

(2)钾

钾是帮助人体肌肉和心脏工作的重要矿物质，血液中的钾太高或太低，对人的生命都有危险。正常饮食的患者不容易出现血钾异常。当糖尿病自主神经病变比较严重，出现反复恶心、呕吐、腹泻，或糖尿病肾病 5 期，出现呕吐时容易发生低血钾，可以根据实验室检查结果适当补充含钾高的食物。相反，糖尿病肾病 5 期出现少尿、无尿的患者可能出现高血钾，需要根据实验室检查结果调整食谱，避免高钾食物的摄入，如口蘑、木耳、各种豆类、坚果类、杏、香蕉、桔子、果汁、菠菜、苋菜、西红柿等。

(3)磷

糖尿病肾病 4 期以后的患者，因肾功能下降，尿液排磷减少，可能使血液中磷增高。高磷血症可以导致继发性甲状旁腺功能亢进、肾性骨病及软组织钙化等，表现出骨脆而易折、皮肤瘙痒难忍等症状。可根据实验室检查结果，适当减少含磷高的食物的摄入。含磷高的食物：奶制品如酸牛乳、新鲜牛乳、奶酪、布丁、冰激凌等；各种豆类如蚕豆、豌豆、扁豆、坚果如花生、瓜子等；饮料如可乐等黑色饮料、啤酒等；口磨、菇类、动物内脏、虾米（虾皮）、芝麻酱等。相对含磷少的食物如新鲜蔬菜、新鲜水果、湿海带、鸡肉、鸡蛋、马铃薯、山药、芋头、红薯等。

(4)钙

钙是构成骨骼的重要矿物质，保持钙磷平衡可以预防骨头里的钙丢失。可以限制富磷的食物和服用磷结合剂。医师可能会给你一些药物如钙剂、维生素 D，注意这些药物必须在医师的指导下使用。

(5)维生素和其他矿物质

维生素和矿物质来自你每天吃的食物，如果你的饮食受限。你可能需要服用一些特殊的维生素和矿物质，但必须在医师的建议下，因为某些维生素和矿物质对于慢性肾病患者是有害的。

9.糖尿病肾病尿毒症血液透析患者该怎么吃

(1)糖尿病肾病尿毒症血透患者为什么要讲究吃

糖尿病肾病尿毒症血液透析患者饮食治疗的中心环节是制订合理的饮食方案。但是此前必须对患者营养状态进行客观评价，以明确患者的营养需求。糖尿病肾病尿毒症患者长期低蛋白摄入最大的弊端就是发生营养不良。尽管肾脏替代治疗不断发展，终末期肾病患者的病死率仍很高，在众多影响死亡的因素中，营养不良占重要地位。除了患者未能得到合理和有效的

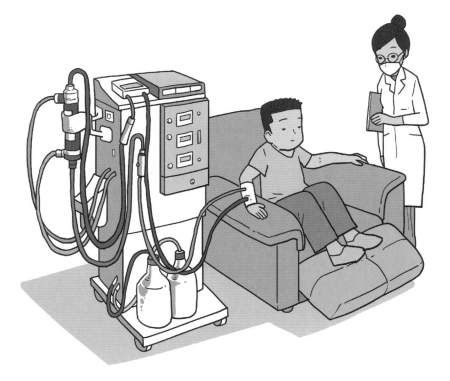

饮食指导有关外，患者厌食、消化能力减退、情绪抑郁、代谢性酸中毒以及其他分解代谢性疾病的同时存在也是导致营养不良的重要原因。此外，透析过程中还会引起体内氨基酸的丢失、血液在透析器内的挤压、凝血、漏血和在瘘管处穿刺针进针部位血液的溢出，透析末血液残留都可能导致蛋白质的丢失，每次透析额外丢失蛋白质0.6~1.4g。

对于糖尿病肾病尿毒症血液透析患者饮食治疗的目的：达到和维持良好的营养状态，预防或减轻肾衰竭所带来代谢紊乱引起的尿毒症症状和其他营养问题。

(2)糖尿病肾病尿毒症血液透析患者该怎么吃

对于静坐的及轻体力活动的维持性血液透析患者推荐146 kJ（35 kcal）/（kg·d）热量摄入是合适的，60岁以上需126 kJ（30 kcal）/（kg·d），对于肥胖者，热量摄入宜减少，对于体力活动较多者则宜增加。每天的热量摄入应随血液透析器的种类及透析液葡萄糖含量平衡调整。使用无糖透析液的，每次透析丢失糖约26g；而使用含糖180mg/dL透析液，每次透析患者可摄取糖30g，这种能量变化应该明确，以预防低血糖的发生。糖尿病肾病尿毒症血液透析患者的饮食方案的制订可参照以下数据。

慢性血液透析患者主要饮食成分需要量热量125～146kJ/（kg·d），对于肥胖者酌情减量，蛋白质1.2~1.5g/（kg·d），占总热量的15%~20%，脂肪占总热量的20%～30%，碳水化合物（主要是复合性，少量单糖）占总热量的55%～60%，总纤维摄取25~30g/d。例如，一位男性患者，50岁，身高165cm，体重55kg，其每日饮食可按以下计算方法制订。

理想体重：（165－105）kg=60kg

总热量：60kg×146kJ/kg=8760kJ

蛋白质：60kg×1.2g/kg=72g

脂肪：8760kJ×30%÷37.6g/kJ=70g

碳水化合物：［8760kJ－（72g×16.7kJ/g+70g×37.6kJ/g）］/16.7kJ/g=290g

可根据患者饮食习惯分为三餐或四餐分配，各餐的食物成分

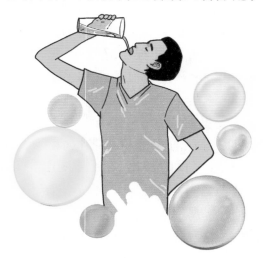

和数量可以查阅相关的《食物成分表》，也可由医院营养师制订。钙的有效吸收有赖于维生素D的辅助，因此，在补钙的同时应该服用富含维生素D的食物。

(3)如何维持水钠平衡

合理饮水是饮食疗法中的重要部分。糖尿病患者多饮多食，而尿毒症患者由于肾小球滤过率下降而出现少尿或无尿，进食进水过多都可引起体内肌酐、尿素氮蓄积，体内水潴留，使得患者不能保持干体重，加重病情，严重者因为体内循环负荷过大而导致患者死亡。因此，在需要解决这方面的矛盾，指导患者适当限制饮食和严格限制饮水，维持性血液透析患者每天饮水量不超过1 000 mL，包括食物中的含水量。而钠的平衡决定于钠摄入和透析清除。钠摄入过多会导致透析期间体重增加过多、高血压、水肿和充血性心力衰竭。透析期间水钠摄入过多，在透析初期液体的快速清除会引起血容量突然减少，引发低血压、心绞痛、心律失常和肌肉痉挛。一般来说，生食和罐装食品钠含量较高，应减少摄入。目前推荐每天摄钠量为1 000~1 500 mg，也可以根据尿量的多少来调节。

10.糖尿病肾病腹膜透析患者该怎么吃

对于终末期糖尿病肾病患者来说，腹膜透析（PD）是一种终身维持的治疗手段。即利用腹膜为半透膜向腹腔内注入透析液，借助膜两侧毛细血管内血浆及透析液中溶质浓度，通过弥散及渗透原理，以清除机体内代谢废物及储留过多的水分，同时补充必要的物质，不断交换新鲜透析液，反复透析达到清除毒素、脱水、纠正酸中毒及电解质紊乱的治疗目的。尤其适用年岁较大，心血管疾病及不宜血透治疗的患者。随着现代PD装置及操作技术的不断改善，以往PD最突出的感染并发症已日益减少，而PD的营养不良问题却明显突出。它不仅影响到患者的生活质量，还与患者的生存率有着直接的关系。

(1)腹透患者营养不良有哪些原因呢

①蛋白质摄入不足：已知慢性肾衰患者由于胃肠道功能障碍，长期厌食、恶心、呕吐等原因造成PD患者在透析前就存在着不同程度的营养不良。患者开始PD后由大量的透析液1 500~2 000 mL注入腹腔，使腹压增大（腹膜透析液中成分大部分为葡萄糖，占总热量的20%），患者可有饱胀感；即引起患

者食欲缺乏；尿毒症常用药物如铝磷、钙磷结合剂及铁剂，均有恶心、呕吐等不良反应；其他如精神抑郁，经济拮据等有时也是低蛋白摄入的原因。

②营养成分的丢失：持续不卧床腹膜透析（CAPD）具有居家腹透特点；简便、安全、费用合理、节省人力。虽然 CAPD 患者每日可以清除大部分的代谢废物和多余的水分，但无法像正常肾一样工作，每日丢失蛋白质约 10 g，氨基酸约 10 g，还有大量的水溶性维生素、微量元素和电解质等丢失，营养不良问题比较突出，它不仅影响患者的生活质量，而且也是并发症和死亡率增加的一个重要因素。腹透过程中各种蛋白质包括白蛋白、球蛋白及免疫球蛋白均有不同程度丢失。腹膜炎时则蛋白质丢失成倍增多，并且可持续数周。丢失的蛋白质中白蛋白占 2/3，氨基酸及肽类的丢失量每日 4~6 g。

③并发其他疾病：尤其是感染（除了因腹腔中大量蛋白漏出外），高分解代谢和食欲缺乏，蛋白质和脂肪储存下降严重时，会导致威胁生命的营养不良。

(2)糖尿病肾病尿毒症腹透患者怎么吃

①补充足量的蛋白质：因腹膜透析能促进蛋白质的分解和氨基酸的丢失。腹透患者摄入蛋白质宜每日 1.2~1.3 g/kg，并提倡食用优质蛋白，如鱼、瘦肉、牛奶、鸡蛋等含必需氨基酸丰富的动物蛋白。

②摄入充足的热量：摄入总热量每日宜 147～176 kJ/kg，注意控制血糖稳定。

③充足的维生素及微量元素：透析可丢失水溶性维生素，故应给予较大量水溶性维生素，供给含 B 族维生素和维生素 C 丰富食物如谷类干果、水果和新鲜绿色蔬菜等。

④注意电解质的调节：一般腹透对钾的清除较有效，故可正常地摄入钾离子，但有些病例，透析不能很好地调节血钾水平，则需密切监测并适当进行饮食调节。当血钾过高时，可避免进食一些含钾丰富的食物，如蘑菇、榨菜、马铃薯、油菜等。也有部分 PD 患者会出现低血钾，应遵医嘱，饮食中补钾为主。多数患者每日饮食中提供钙 700 mg 以上均可保持钙的正常平衡。

得了糖尿病肾病，该怎么运动

众所周知："生命在于运动"，任何人都需要运动。如果说患了糖尿病肾病是人生的不幸，那么能以疾病为契机，增加人们对于自身健康状态的重视，从而改善不良生活方式，也许是不幸中的万幸。预防糖尿病肾病发生及延缓糖尿病肾病进展，除应用药物及饮食疗法外，运动也是尤为重要的，它可有效控制血糖，避免并发症的发生。

1.合理运动的益处

患者在医务人员的指导下进行合理的运动具有重要意义，适度而有规律的运动有利于糖尿病肾病患者病情的控制，并可改善患者的全身状态，预防慢性并发症的发生和发展。

(1)运动促进了肌肉和组织对糖的利用：运动需要能量，能量的主要来源是葡萄糖，所以运动可以通过增加葡萄糖的消耗而使血糖持续下降。

(2)运动可以改善胰岛素的敏感性，减少胰岛素抵抗，使胰

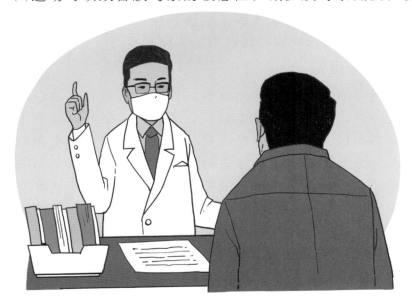

岛素的利用增强，可减少降糖药物用量；可以减轻体重，降低血脂水平；对于体重在正常范围的患者，长期坚持运动疗法也是使体重控制在正常范围的重要措施。对于消瘦者在足够的能量和营养以及血糖控制较好的情况下，适量的运动可增加肌肉组织的重量，也可使体重逐渐上升，甚至达到正常范围。由于运动使体内脂肪代谢及利用增加，可以降低三酰甘油、胆固醇和低密度脂蛋白胆固醇等容易引起心血管疾病的血脂水平。对伴有高脂血症的患者来说，长期坚持运动也是控制血脂的重要措施之一。

(3)运动疗法可减轻糖尿病肾病患者的泡沫尿，运动锻炼降低血压的作用可减缓长期高血压对肾脏的损害，同时可以增强心肺功能，增加血管弹性，有利于高血压的控制，有预防本病并发高血压的作用。

(4)运动可以预防慢性并发症的发生、发展，可以改善神经功能及精神状态，减轻焦虑，改善及平衡神经系统的功能，患者的记忆力也得以提高。

总之，合理的运动强度以及持久而有规律的运动可增强心、肺功能，增强体力，改善血糖、血脂代谢，控制体重，改善心、肾功能，减少泡沫尿，改善神经系统功能，从而使高血糖、高血压、高血脂、肥胖、动脉粥样硬化，泡沫尿等都得到改善，有利于防治糖尿病肾病的发生和发展。

2.怎样运动

(1)运动前安全准备检测血糖，判断是否适合运动，运动时要有人陪伴，并随身携带血糖仪、巧克力或果汁。如有不适，立即检测血糖，如为低血糖，应尽快补充糖。随身携带糖尿病救助卡。每天检查双脚，穿上舒适合脚的鞋袜，以免影响脚部血液循环。了解运动时的天气和自身情况，如有疾病等身体状况不佳应暂停运动；如天气炎热或运动时间过长，须注意补充水分，寒冷天气应注意保暖。天气较好时选择室外运动，但是刮风、下雨、下雪天或过热过冷时应选择室内运动。

(2)运动前先做热身运动 5～10 min。其作用在于逐步增加运

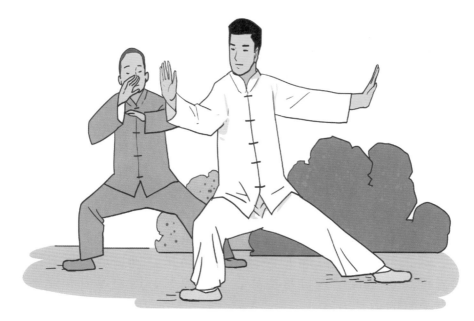

动强度,以使心血管适应，并可提高和改善关节、肌肉的活动效应，防止运动中关节、肌肉拉伤。如四肢和全身活动，如步行、打太极拳和做各种保健操等。

(3)运动时间 20~30 min，主要是由机体中大肌肉群，如下肢、肩臂部、腰背部肌群参加的持续性有氧运动，对增加心血管功能和呼吸功能，改善血糖、血脂代谢都有明显作用。如步行、慢跑、徒手体操、有氧体操、适当球类活动、打太极拳、木兰拳、原地跑等。

(4)运动快要结束时，需做 5~10 min 的放松运动。其作用在于促进血液回流，防止突然停止运动造成的肢体淤血，回心血量下降，引起晕厥或心律失常，如慢走，自我按摩或者其他低强度活动等。

(5)运动后如果出汗较多，不宜马上洗冷水浴和热水浴，应等心率恢复正常后，擦干汗进行温水淋浴。密切观察运动后反应，开始运动时最好在医护人员指导下进行，尤其是对高龄者，有心血管并发症者，要密切监测心率、血压、心电图及自我感觉等，发现不良情况及时采取措施，并随时修改运动方案，调整运动量。运动前后应做好自我血糖监测，并注意自我感觉，根据情况及时调整运动量和运动强度。

3.运动方式的选择

对于糖尿病肾病患者来说应选择非接触性、非竞争性的运动项目，尤其是用到腿部肌肉的运动比较好，低强度、短时间的运动如散步、练气功、打太极拳等。

运动前先做好医学检查，如一般的问诊和体格检查；糖尿病、肾病的检查（血液生化方面：血糖、尿酮、血脂、血肌酐、尿素氮、尿常规、尿蛋白等）；并发症方面（眼底、神经系统检查等）；循环系统检查（静息时心率、血压、心电图、胸片，运动负荷试验）；运动器官检查（脊柱、髋关节、膝关节、踝关节、双足检查）。根据检查结果，确定适应证，排除禁忌证，再结合个人日常生活、工作情况、运动习惯和爱好等制订适宜的运动方案。

锻炼要循序渐进，持之以恒，长期有规律进行。运动 1~2 次/d，每次 15~30 min。用胰岛素或口服降糖药物患者应每日定时活动，以餐后 60~90 min 为宜，运动量和强度要

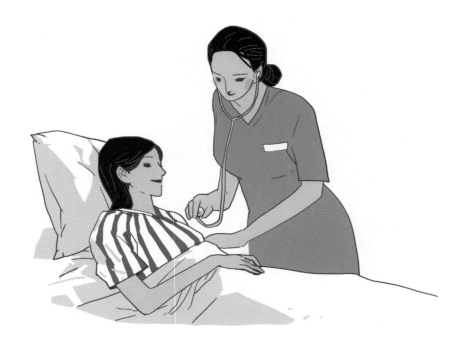

中等。运动强度计算方法为每个人运动的最大安全心率200 −年龄。一般情况下，运动时人的心率达最大安全运动心率的60%~70%较为适宜；开始阶段，宜达到最大心率的50%，而后逐渐增加。肥胖者可适当增加锻炼强度、次数或时间。

(1)运动适量与否可用下述几点判定：

①运动后经过15~30 min体力恢复，呼吸脉搏恢复正常水平，自我感觉舒适良好。

②运动后1个月，生活工作感到精力充沛无明显疲乏感。

③中等强度运动量是运动时消耗的氧气占本人最大耗氧量的50%~60%。以运动后无疲劳感、睡眠良好、周身无任何不适为运动量适宜，偶有疲乏感、睡眠不好，关节酸痛则为运动过度的表现，应适当降低运动的强度。

④运动后观察患者血糖、体重和食量变化，良好而有效运动后应该是三者平衡，血糖在生理范围内波动，体重在1 kg左右徘徊，食量不明显增加，患者感到很舒畅，能养成良好的运动习惯。

(2)具体运动方法如下：

①普通散步法：每分钟60~90步，每次20~30 min。

②原地踏步法：在室内1 m²之内原地踏步，每分钟100~120步，每次20~30 min。

③摆臂散步法：每分钟90~120步，每次20~30 min，步行时两臂用力前后摆动可增加肩关节、肘关节、胸廓等部位的活动。

此外，家务劳动不能替代运动。有些糖尿病肾病患者认为，适当地做家务就没必要再参加额外的体育锻炼，这种想法是不全面的。虽然家务劳动有一定益处，但是也有它的局限性。家务劳动消耗热量少，属于轻体力劳动，而患者只有针对个人病情和身体状况，选择合适的体育运动，达到一定能量消耗，才能对糖尿病肾病起防治作用。家务劳动的活动大多是身体局部的特定运动，对腹部运动却很少，更不能对全身各组织器官发挥积极的锻炼作用。患者需要的是全身性有节奏的运动，如跳交谊舞，有节奏性，能发动全身，运动量适宜，又令人感到愉悦，有利于长期坚持，是值得推广的、适合患者采用的运动方式。合理的用药及饮食、愉悦放松的身心、适当的运动将有利于疾病的治疗与康复。

4.运动时机

一般来说饭后 1 h 锻炼最好。因为这一段时间食物消化吸收较快，特别是糖的吸收最快，因而血糖值增高。如果在这一时间进行锻炼，随着运动消耗能量，糖的分解代谢增强，可使餐后血糖增高，合理的运动能对患者起很好的治疗作用。最好避免空腹锻炼，此时十分危险，特别是当肾功能下降时，更容易发生低血糖，故胰岛素需适当减量。

有些糖尿病肾病患者想充分发挥减肥效果，于是采取空腹锻炼，殊不知这样做是十分危险的。实验表明，正常人 36 h 不进食，血糖也不会降得过低，糖尿病肾病患者则不然。出于治疗疾病的需要，患者必须按时服用降糖药，这种药物会抑制肝糖原的分解。当患者锻炼时由于加大消耗，再加上药物的作用，反而容易出现低血糖。当低血糖发生时，会出现心慌、心跳加速、手颤抖、全身冒汗等症状，严重者会出现昏迷、休克，甚至死亡。所以患者千万不能空腹锻炼，运动时还须预防低血糖，可随身携带一些糖果或饼干等食品及时补充。

同时，当血糖含量高于 16.7 mmol/L 时；胰岛素或降糖药的作用达到高峰时；足部、下肢麻木、刺痛或疼痛时；受重伤时；呼吸短促、眩晕、恶心时；胸部、颈部、肩部或腭部疼痛或者说发紧时；视物模糊或有盲点时；罹患其他疾病时不宜运动。

总之，如果运动不当，则可能带来种种不利于健康的负面效应，包括以下几种。

(1)血糖升高：当患者剧烈运动会造成机体应激状态，一方面抑制胰岛素分泌及组织肝糖原合成；另一方面减少肌肉对葡萄糖的摄取和利用，导致血糖升高，加重病情。

(2)酮症：糖尿病肾病患者进行剧烈运动，如果体内胰岛素水平很低则可能诱发酮症。

(3)微血管并发症：本病合并视网膜病变者可诱发眼底出血，甚至导致失明。伴有视网膜病变者需注意避免做跳跃、弯

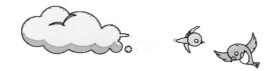

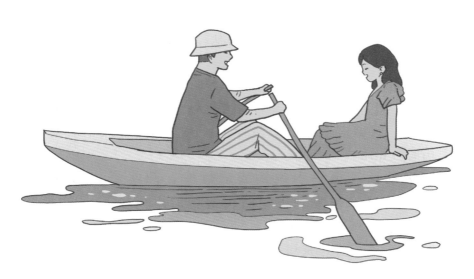

腰等活动，以防发生视网膜剥离；同时运动可减少肾血流量，加重糖尿病肾病，增加蛋白尿。

(4)心脑血管意外：中老年糖尿病肾病患者并发严重血管病变者，可透发心脑血管意外，原因主要是运动引起的血压波动和心肌缺血。

(5)低血糖昏迷：尤其是反复发生低血糖可使病情加重，造成昏迷，甚至危及生命。

(6)关节或其他运动器官：糖尿病肾病患者如参加不合理的运动可使关节或其他运动器官病变加重，如关节错位、扭转、软骨劳损、下肢溃疡的发生或加重。

5.运动注意事项

(1)运动安排在餐后 30 min ~ 1 h为宜。胰岛素治疗的患者，在药物作用高峰时应避免运动，以免引起低血糖反应。例如，使用正规胰岛素者，应避免在注射后 2 h前后运动。清晨未注射胰岛素前，体内胰岛素很少，运动可引起酮血症而加重病情，也应避免。

（2）从静止到运动，身体需要逐步适应。因此，运动前要有 5 min 的热身活动，如活动上下肢、腰部和腹部。跑步，要从快速步行逐渐转入小跑。划船或游泳前，应做上肢、肩部和颈部的热身准备活动。结束运动时，不要立即停止，因为运动时大量血液聚集在四肢肌肉组织中，突然停止运动，血液不能很快回到心脏而产生暂时性脑缺血，会引起头晕、恶心甚至虚脱等不适症状。因此，在每次锻炼前都要有 10～15 min 的热身准备活动，主要采用辅助放松练习等。锻炼结束以后也要有 10 min 左右的放松练习，应继续做一些行走、缓慢跑步等放松活动，一般应历时 5 min。

（3）**运动后不要马上说话或进行冷、热水浴，而应把汗水擦干，待脉率恢复到正常时再进行温水淋浴。**

（4）应密切观察运动后个体反应，如果每次运动后感到食欲和睡眠良好，精力充沛，清晨脉率平稳，且有逐渐减慢的趋势，说明运动适宜。反之，运动后食欲、睡眠不好，应停止运动，接受医师的检查。

（5）严格遵守规定的运动量和进度。不要过度劳累，避免剧烈运动，以免刺激交感神经，引起肾上腺素反应而使血糖升高。

（6）**运动必须与饮食、药物治疗相结合，合理安排好三者之间的关系，以获得最佳疗效。**

（7）胰岛素最好注射在腹部。若注射在肢体上，运动时可使胰岛素吸收加快而出现低血糖反应。

（8）运动可能发生低血糖，故运动前应保持血糖在 5.5 mmol/L（100 mg/dL）至 16.7 mmol/L（300 mg/dL）之间，血糖大于 13.3 mmol/L 或尿酮阳性者不宜做剧烈运动。运动时随身携带糖果或点心。如果感觉心慌、头晕等不适，应尽快补充甜点，如仍不缓解，则应及时监测血糖或到医院就诊；尽可能在饭后 1～2 h 进行运动；空腹太久，不可以进行太长或太久的运动；运动时间应避免选在服药或注射胰岛素之后药物作用的高峰期，以免引起低血糖。

(9)有心、脑血管疾患或严重微血管病变者按具体情况妥善安排，收缩压大于 180 mmHg 时停止活动。活动要适量，量由小到大，时间由短到长，动作由易到难，以免兴奋交感神经和胰岛细胞等使血糖升高。

⑽**运动中如感到头晕、无力、出汗等应立即停止活动。**

(11)活动前后检查足部，并注意活动时的周围环境和建筑物。避免受损伤，活动时随身携带甜点及写有姓名、家庭地址和病情卡以应急需。

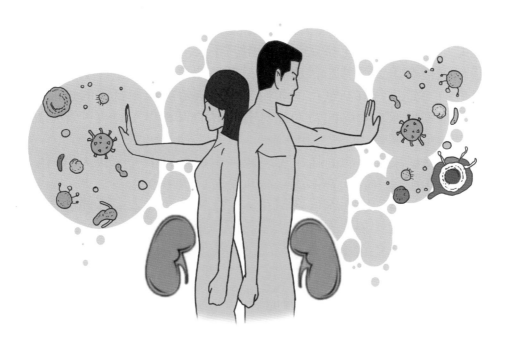

得了糖尿病肾病，
该如何调养

糖尿病性肾病是糖尿病的常见并发症，也是糖尿病患者最重要的致死因素之一。由于并发肾病的早期症状不明显，一般易被患者忽视，而当出现水肿、高血压、明显泡沫尿、低蛋白血症以及肾病综合征或尿毒症时，则大多已属中晚期了，预后多不良，故重在早期诊断和治疗。一旦确诊，除积极治疗外，调养很重要。调养既有助于减轻肾脏的负荷，有益于该病的控制和康复，又能减轻因用药时间过长而造成对肾脏进一步损害。

1.中医中药调理

糖尿病肾病中医中药调养很重要，即在益气养阴、健脾补肾的基础上运用活血化瘀法。中医中药不仅可以辅助降糖、明显减少尿蛋白漏出，改善脂代谢和末梢循环障碍，降低血尿素氮，而且具有一定抗肾脏纤维化的作用，能够延缓糖尿病肾病的进展，对早中期糖尿病肾病的肾功能具有明显的保护作用，改善及提高患者的生活质量。

根据糖尿病肾病的临床表现和病因病机，中医学认为用药以补益为主，益气养阴药多选用如生黄芪、人参、山药、太子参、西洋参、炒白术、麦冬、沙参、玉竹、天花粉等；滋补肝脾肾的药物则用黄精、枸杞、杜仲、牛膝、山茱萸、女贞子、墨旱莲、冬虫夏草、何首乌等；温补肾阳的药物则多以熟附子、肉桂、淫羊藿为主。

由于患者血浆黏度纤维蛋白原增高、血流变明显异常、血栓素增多、血小板功能亢进、血液高凝，这与中医学"瘀血"相吻合，中医学认为糖尿病肾病可由于多种因素产生血脉瘀阻，脉络闭塞。因此，糖尿病肾病治疗中酌加活血化瘀药，以增加肾小球灌流量，改善微循环，缓解血液高凝状态，减轻或延缓肾损害缓解血液高凝状态，减轻或延缓肾损害效果显著。包括活血养血如当归、丹参等；活血通络药则用虫类为主如水蛭、地龙等；活血

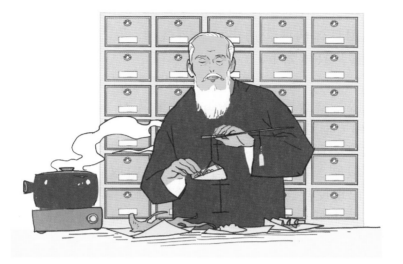

破积如用三棱、莪术、鬼箭羽等；活血行气药则选用川芎、郁金、大黄等；活血利水如益母草、丹皮、赤芍等。随着肾病的发展，解毒降浊、活血化瘀类中药的应用采用中药保留灌肠的方法起到结肠透析的作用，通腑降浊，加速血中毒素从肠道排出，改善症状，常用灌肠药物有大黄、牡蛎、附子、黄芪、丹参、蒲公英。同时中医中药也有治疗蛋白尿，消肿等作用，包括降蛋白尿多用芡实、金樱子、五味子，治疗水肿则以健脾渗湿利水药，包括茯苓、猪苓、薏苡仁、泽泻、泽兰、大腹皮、桑白皮等。

2.饮食调理

除药物治疗外，很重要的一点是饮食方面的调理，合理的营养能帮助控制糖尿病肾病。一般饮食中供给的热量应足以维持日常活动，并使病情稳定，每日总热量105~146 kJ（25~35 kcal）/kg为宜，其中碳水化合物占总热量的50%~60%，蛋白质占总热量的20%。对糖尿病肾病来讲，治疗原发病是主要的手段，患者可选择一些有助于降低血糖和恢复自身胰岛功能的食物。主食一般以米、面为主，如燕麦、麦片、玉米面等，因为这些食物中有较多的无机盐、维生素，又富含膳食纤维，膳食纤维具有降低血糖作用，对控制血糖有利。蔬菜可选择苦瓜、菠菜、洋葱、黄瓜、西红柿、莴笋、竹笋、银耳、蘑菇等。水果可选择含糖量低的，包括如苹果、草莓、猕猴桃、梨、桃、柚子等，忌烟酒，辛辣刺激饮食。因本病累及肾脏，需根据具体病情，适当低盐、低钾、优质低蛋白、低脂、低嘌呤饮食。具体如下。

(1)无机盐的摄入：低盐，糖尿病肾病如出现水肿和高血压时，应限制食盐用量，一般日摄盐量以2~4g/d为宜。一般应在2~3g/d（相当于小手指最上关节大小量）。除盐外需要控制味精、咸菜、酱油、酱等含钠高的食物。但发生呕吐、腹泻时不应过分限制，甚至还需适当增加；当糖尿病自主神经病变比较严重，出现反复恶心、呕吐、腹泻或糖尿病肾病5期，出现呕吐时容易发生低血钾症，可以根据实验室检查结果适当补充含钾高的食物。相反糖尿病肾病5期出现少尿、无尿的患者可能出现高血钾，需要根据实验室检查结果调整食谱避免高钾食物的摄入。当血液化验显示血钾偏高时则要避免高钾食物，如口蘑、木耳、各种豆类、坚果类、杏、香蕉、橘子、果汁、菜汁、菠菜、苋菜、西红柿、土豆等。青菜炒制前先用开水烫一下（去钾）。肾功能不良者，还应适当低磷高钙饮食。高磷血症可以导致继发性甲亢，肾性骨病及软组织钙化等，表现出骨脆而易折、皮肤瘙痒难忍等症状。可以根据实验室检查结果适当减少含磷高的食物的摄入，一般每日少于0.15~0.3g，必要时服用钙剂，维生素D等。

(2)优质低蛋白饮食：日常摄入蛋白质有两个来源：动物蛋白质（如蛋、鱼、鸡、肉、奶制品）和植物蛋白质（如蔬菜和

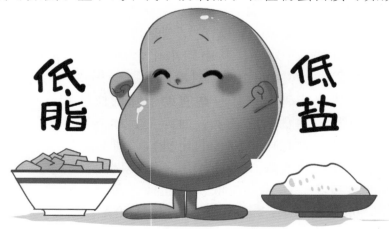

谷类）。优质蛋白主要是动物蛋白，如鱼、虾、海参及瘦肉等，植物蛋白因含有大量的嘌呤碱，过多摄入会加重肾脏负担，故应限制黄豆、绿豆、豆浆等高蛋白食品的食用。低蛋白饮食可以减轻泡沫尿，改善病情的发生发展。无泡沫尿的糖尿病肾病患者在积极控制血糖的前提下，似乎不一定都要限制蛋白，特别是对需要正常劳动的年轻患者。在出现微量白蛋白尿时控制蛋白质摄入是必须的。但施行低蛋白饮食时必须保证足量的热量摄入，这样氮质平衡可以维持，不会引起营养不良。

一般肾功能正常，蛋白质 0.8 g/（kg·d），肾功能降低时 0.6 g/（kg·d），透析患者则提高至 1.0~1.5 g/（kg·d），其中优质蛋白占 50%。因糖尿病性肾病在排尿时会丢失大量的蛋白，故选择能固护肾气、提供高价蛋白的食疗方，将有助于补充蛋白质的丢失和有利于肾脏功能的恢复。包括：① 黄芪粥。生黄芪 30~60 g，粳米 60 g，陈皮末 10 g。先将黄芪煎汤去渣，然后入粳米煮成粥，粥成时加入陈皮末即可。本方能改善肾脏功能，消除尿蛋白，增强体质。②芡实白果粥。芡实 30 g，白果 10 个，糯米 30 g。将白果去壳，与芡实、糯米共入锅中加水熬煮成粥。本方可疗肾病属脾虚湿盛，症见小便淋浊、尿中大量蛋白排出者，可长期食用。③ 黑豆炖猪肉。黑豆 50 g，瘦肉 100 g。先将猪肉于水中煮沸，去汤再下黑豆共炖至烂，加适量调味品，食肉饮汤。本方有补肾、利尿、健脾等作用。④ 鲫鱼灯心粥。鲫鱼 1 条（去鳞及内脏），灯心草 6 g，粳米 50 g。三物同煮成粥，去灯心草，食粥吃鱼。具有利水和补充蛋白的作用。⑤ 杞子粥。枸杞子 30 g，粳米 50 g。两物同煮成粥，早晚食用。具有补肾健脾、消除蛋白尿的作用。上方均为 1 次食用量，可经常交换食用，1~2 次/d。

(3)低脂饮食：应食用单不饱和脂肪酸的食品，有利于减缓肾病进程，减少心脑血管疾病的发生危险；因为脂肪可致动脉粥样硬化加剧，肾病本身就是肾脏动脉粥样硬化的表现。可选用植物油代替动物脂肪，每日植物油摄入量也应控制在 60~70 g 以下。

(4)低嘌呤：大量的嘌呤在机体中代谢会加重肾脏的负担。患者应禁食高嘌呤食物，包括芹菜、菠菜、花生、鸡汤、各种肉汤、猪头肉、沙丁鱼及动物内脏等。血尿酸接近正常者，可选择瘦肉、鱼、禽类，但需弃汤食用。血尿酸很高的患者可用蛋、奶、动物血等作为优质蛋白的来源。

3. 生活调理

(1)正确对待肾病，要有良好的心态。消除其悲观、愤怒和失望的心态，树立战胜疾病的信心；多参加一些康复教育的宣讲，包括饮食指导，休息与活动指导，用药指导，心理护理等；禁止吸烟，吸烟是加重糖尿病肾病的重要因素；多参加体育锻炼，但活动量不宜太大，可选散步、慢跑，只有体质好，不伤风感冒，病情才能稳定或康复。

(2)积极防治伤风感冒。糖尿病肾病患者部分感冒属于隐匿型，这是由于身体免疫功能降低，不会出现发烧头痛等明显的感冒症状，只出现怕冷怕风，咽喉痒痛等轻微不适感觉，这些往往不易引起患者重视，但实际上对肾脏的损伤同样非常严重。伤风一次病情就加重一点。防止糖尿病足，防感染，糖尿病肾病患者因糖尿病、低蛋白等原因，易发生皮肤、口腔等感染，嘱患者加强个人卫生、勤剪指、趾甲，保持口腔清洁卫生，保持皮肤完整。

(3)控制血糖、血压，监测蛋白尿，肾功能。对糖尿病肾病来讲，治疗基础疾病是主要的手段。应严格按糖尿病的要求控制饮食，因为在治疗糖尿病的过程中控制饮食尤为重要。轻者经饮食控制后可有效地降低血糖。控制血压，但也不能降得太低。以免引起全身组织器官供血不足。注意血压，血糖监测。同时定期随访，本病临床表现为大量蛋白尿，故需监测尿蛋白，同时定期监测肾功能。

(4)禁用肾毒性药物（包括止痛片、感冒通、康泰克、速效感冒胶囊、庆大霉素、卡那霉素、小诺霉素、磺胺类药）。注意避免使用有肾脏毒性作用的中药，如关木通、汉防己、斑蝥、雷公藤、蜈蚣、蜂毒、益母草等。

(5)适量摄入维生素、微量元素。特别是 B 族维生素、维生素 C 和锌、钙、铁等，对肾脏有保护作用。

第五章

糖尿病患者容易得
哪些泌尿系统疾病

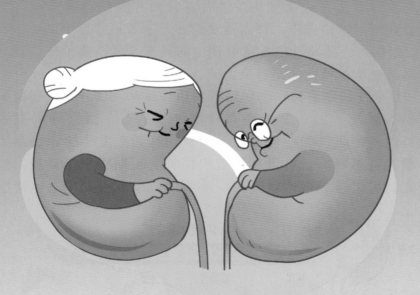

讨厌的尿路感染

尿路感染是病原体侵犯尿路黏膜或组织引起的尿路炎症。多种病原体如细菌、真菌、支原体、病毒等，可引起尿路感染。糖尿病患者是尿路感染的高发人群，且容易发生肾盂肾炎与慢性尿路感染，并发症也远较一般人群为多，相当部分糖尿病并发尿路感染迁延不愈，治疗困难。

1.尿路感染的分类

根据临床症状的有无，可分为有症状尿感和无症状细菌尿。

根据感染发生的部位，尿路感染分为上尿路感染和下尿路感染，上尿路感染指的是肾盂肾炎，下尿路感染主要指膀胱炎、尿道炎。肾盂肾炎又分为急性肾盂肾炎和慢性肾盂肾炎。本节主要介绍下尿路感染，肾盂肾炎将在下一节进行介绍。

根据有无尿路功能上或解剖上的异常，尿路感染分为复杂性尿路感染和单纯性尿路感染。

复杂性尿路感染：①尿路有器质性或功能性异常，引起尿路梗阻，尿流不畅；②尿路有异物，如结石、留置导尿管等；③肾内有梗阻，如在慢性肾实质疾病基础上发生的尿路感染，多数为肾盂肾炎，可引起肾组织损害。长期反复感染或治疗不彻底，可进展为慢性肾衰竭。单纯性尿路感染则无上述情况，

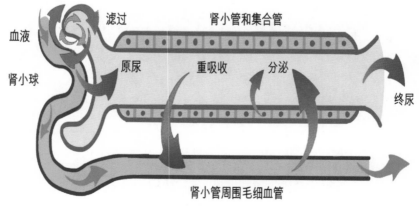

尿生成的基本过程示意

不经治疗其症状及菌尿可自行消失，或成为无症状性菌尿。

根据病史，尿路感染又分为初发和再发，后者又分为复发和再感染。初发性尿路感染即第一次发作；复发是指治疗不彻底，常在停药后6周内再次发作，与原初感染的细菌同株同血清型，多见于肾盂肾炎；再感染是指原初感染已治愈，由不同菌株再次感染，常发生在初始治疗停药6周之后，多见于膀胱炎。

2.发病机制

(1)感染途径

①上行性感染：上行性感染是指病原体经尿道进入膀胱、输尿管和肾盂肾盏导致的感染，是尿路感染最常见的感染途径，占95%以上。最常见的细菌是大肠埃希菌。

②血行感染：细菌从体内感染灶侵入血流，到达肾引起肾盂肾炎，称为血行感染，很少见。仅占尿路感染的3%以下。病原体以金黄色葡萄球菌、沙门菌、铜绿假单胞菌、白念珠菌多见。

③淋巴道感染：下腹部和盆腔器官与肾，特别是升结肠与右肾的淋巴管相通。因此，有些学者认为，如患者有盆腔器官炎症、阑尾炎和结肠炎时，细菌可能通过淋巴道进入肾脏。但许多学者认为无这种可能，即使有也极其罕见。

(2)机体抗病能力

虽然细菌常可进入膀胱，但并不都引起尿路感染，因为人体有自卫能力：

①在尿路通畅时，尿液可冲走绝大部分细菌；

②尿液的尿素浓度高、渗透压高、有机酸含量多、pH低，均不利于细菌生长；

③尿路黏膜有杀菌能力，如可分泌IgG、IgA及通过吞噬细胞的作用来杀菌；

④男性在排尿终末时，前列腺收缩，排泄前列腺液于后尿道，有杀菌作用。

(3)易感因素

在各种易感因素影响下，尿路抵抗力会被削弱，容易发生尿路感染。

①**尿路梗阻**：各种原因引起的泌尿道梗阻，如肾及输尿管结石、尿道狭窄，泌尿道肿瘤、前列腺肥大等均可引起尿液潴留，细菌容易繁殖而产生感染。妊娠子宫压迫输尿管、肾下垂或肾盂积水等均可使尿液排泄不畅引起尿感。

②**膀胱输尿管反流及泌尿系统畸形和结构异常**：当存在膀胱输尿管反流（排尿时尿液从膀胱反流至肾盂的异常现象），以及其他如肾发育不良、肾盂及输尿管畸形、多囊肾、游走肾等情况时，均易发生尿感。

③**尿路器械的使用**：导尿、膀胱镜检查、泌尿道手术均可引起局部黏膜损伤，并把前尿道的致病菌带入膀胱或上尿路而致感染。据统计，留置导尿 1 d，感染率约 50%，留置导尿 4 d 以上，持续性菌尿的发生率达 90% 以上，并有导致严重肾盂肾炎和革兰氏阴性菌败血症的危险。

④**尿道内或尿道口周围有炎症病灶**：如妇科炎症、细菌性前列腺炎等均易引起尿感。细菌性前列腺炎是青年男性尿感患者最常见的易感因素。

⑤**机体免疫力差**：如长期卧床的严重慢性病、艾滋病患者，长期使用免疫抑制剂（如肿瘤化疗、肾移植后等），均易发生尿感。

⑥**局部使用杀精化合物避孕，使阴道菌群改变，大肠埃希菌显著增加，易发生尿感。**

⑦**目前，遗传因素日益受到重视**，反复发作尿感的妇女，其尿感的家族史显著多于正常人。由于遗传而致尿路黏膜局部防御尿感的能力降低，可增加尿感的易感性。

(4)细菌的致病力

细菌进入膀胱后，能否引起尿感，和它的致病力有很大关系。以大肠埃希菌为例，并不是它的所有菌株均能引起症状性尿感，能引起者仅为其中的少数菌株，如 O、K 和 H 血清型菌株，它们具有特殊的致病力。细菌对尿路上皮细胞的吸附能力，是引起尿感的重要致病力。细菌表面的菌毛是由蛋白质组成的头发样物，能与尿路上皮细胞的特殊受体吸附。例如，能

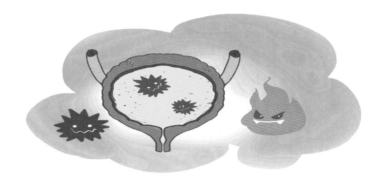

引起非复杂性尿感的大肠埃希菌的某些菌株，都具有特殊的菌毛（P菌毛），它可吸附于尿路上皮细胞的受体上，不易被清除。此外，这些菌株能产生溶血素等毒素；对尿路黏膜的杀菌能力有抵抗性。只有少数致病能力强的细菌才能引起非复杂性急性肾盂肾炎。

3.糖尿病对尿路感染的影响

有多种因素参与糖尿病尿路感染

①年龄：年龄越大感染率越高，这可能与老年人的生理防御功能逐渐减退，有利于细菌入侵和繁殖有关。除此之外，与老年人机体反应能力下降，病情不易早期发现，得不到及时合理的治疗有关；部分老年人对糖尿病重视不够以致血糖控制不佳，有利于细菌生长。

②性别：女性由于生理特点更容易尿道感染。女性尿道直而短，易发生逆行感染；尿道外口与肛门相邻易受到污染；如憋尿时间较长，使尿液经常处于非流动状态，感染发生率增加；性生活中尿道更容易受到刺激；女性更年期后，雌激素水平下降，阴道酸度下降，外阴皮肤黏膜变薄，抵抗力下降，容易引起细菌感染。

③患糖尿病时间越长，越容易发生感染，这是由于长期高血糖环境有利于病菌生长，糖尿病并发症又造成器官供血下降，防御功能减弱，有利于病原菌侵入、定植、繁殖而感染。

④糖化血红蛋白水平高者表示糖代谢异常明显，易引起微血管病变，造成组织损伤。另外，含糖的局部组织是致病菌培养

基，促进细菌生长，故极易诱发感染。

⑤导尿可损伤尿道黏膜增加尿路感染机会。因此，使用尿路器械特别是留置导尿易发生上行性感染。

⑥合并前列腺疾病、尿路结石、泌尿道肿瘤等，使尿路梗阻、尿流不畅，减弱了尿道黏膜对细菌的清除和抑制作用，也易发生尿路感染。

⑦糖尿病肾病患者发生慢性肾功能不全时，体内血浆中存在抑制白细胞活性的多肽抑制因子，中性粒细胞功能受损加上淋巴细胞数减少，淋巴细胞功能障碍，导致免疫功能损害，同时体内代谢紊乱，特别是胃肠功能紊乱，热量及蛋白质摄入不足，蛋白质丢失过多，出现白蛋白、免疫球蛋白及补体水平低下，抗体生成减少，导致机体的多种防御功能缺陷，对入侵微生物的清除能力被抑制，使患者极易发生感染。

4.下尿路感染的临床表现

急性膀胱炎占尿路感染的60%。主要表现为尿频、尿急、尿痛、下腹部不适等，但一般无明显的全身感染症状。常有白细胞尿，约30%有血尿，偶可见肉眼血尿。其致病菌多为大肠埃希菌，约占75%以上，已婚妇女则可为凝固酶阴性葡萄球菌，约占15%。

正常成人日间平均排尿4~6次，夜间睡眠后0~2次。如排尿

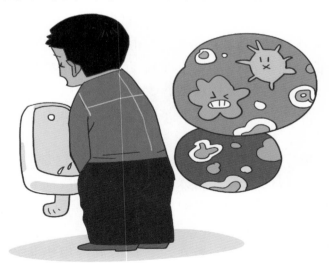

次数明显增多，超过上述范围，称之为尿频。尿急是指尿意一来即要排尿的一种感觉。尿痛是指排尿时病损处受刺激所产生的疼痛或烧灼感。尿频、尿急、尿痛可单独出现，但常同时发生。临床上，这一组症状称为膀胱刺激征。

5.实验室和其他检查

(1)尿常规检查

①肉眼观察：尿感时尿色可清或混浊，极少数患者（<5%）可有肉眼血尿。

②尿蛋白含量：常为阴性或微量。如尿蛋白量较大，应注意有无肾小球疾病。

③白细胞尿：有症状的尿感常有脓尿（又称白细胞尿），即清洁尿标本尿沉渣的白细胞 ≥ 5 个/高倍视野。如标本不清洁，尤其是混进白带，可严重影响检查结果；白细胞酯酶试纸也可测出脓尿，本方法简便，但敏感性较镜检差一些。脓尿对尿感的诊断有一定帮助，但绝不能单纯依靠脓尿确诊尿感，因除白带污染外，泌尿生殖系统非感染性炎症（如间质性肾炎）、结核分枝杆菌、真菌和衣原体感染等均可以出现脓尿。

(2)尿细菌学检查尿道感染诊断的确立，主要依靠尿细菌学检查

①尿标本的收集：清洁中段尿不能避免污染，故如仅做细菌培养（定性培养）外，而不加做含菌量计数（定量培养），其结果是很不可靠的。膀胱穿刺尿做细菌定性培养，由于排除污染可能结果很可靠，不会有假阳性结果，是诊断尿道感染的"金指标"。新鲜清洁中段尿做尿细菌定量培养也可靠，但必须正确收集尿标本。

②尿细菌定量培养：其临床意义为尿含菌量≥105/mL，为有意义的细菌尿，常为尿道感染；104~105/mL者为可疑阳性需复查；如为<104/mL，则可能是污染。

③尿沉渣镜检细菌：清洁中段尿的没有染色的沉渣用高倍镜（较暗视野）找细菌，如平均每个视野≥20个细菌（包括动或不动的），即为有意义的细菌尿，其符合率可达约90%以上。

此法可以迅速获得结果，并可按致病菌情况选用恰当的抗菌药物。

④化学性检查：目前常用的是亚硝酸盐试验，其诊断尿感的敏感性是 70.4%，特异性是 99.5%。假阴性结果常是由于球菌感染。临床上，常采用浸试条法（亚硝酸盐试验加上白细胞酯酶测定）作为尿感的筛选试验。

⑤细菌学检查的假阳性结果和假阴性结果：上述培养、镜检和化学性检查等几种细菌学检查法，都可能出现假阳性结果（误诊）和假阴性结果（漏诊）。

◆**假阳性结果可见于：**

▶中段尿的收集不规范，尿标本被白带污染。

▶尿标本在室温下放置超过 1 h 才做检验。

▶检验的技术有错误。

◆**假阴性结果主要可见于：**

▶患者在近 2 周内用过抗菌药物。

▶尿液在膀胱内停留不足 6 h，细菌没有足够的时间繁殖。

▶收集中段尿时，消毒药不慎混入尿标本内。

▶饮水太多，稀释了菌尿。

▶细菌感染病灶与尿路不通。

▶尿路感染的排菌可呈间歇性，如慢性肾盂肾炎没有急性症状时，有些患者的尿细菌培养可为阴性，但在急性发作时，尿细菌培养则常为阳性。

▶L型变态细菌只能在高渗培养基内生长，一般培养基不能培养出来。

(3)影像学检查

尿感急性期不宜做 X 射线静脉肾盂造影检查（IVP），可作 B 超检查以排除梗阻和结石。

女性 IVP 的适应证：

◆复发的尿道感染。

◆疑为复杂性尿道感染。

◆拟诊为肾盂肾炎。

◆感染持续存在，对治疗反应差。对于首次发作的急性女性尿道感染患者，一般不需要行尿路 X 射线检查。男性首次尿道感染亦应做 IVP。做 IVP 的目的是寻找有无能用外科手术纠正的易感因素、从小儿就有尿道感染反复发作史者，除 IVP 外，还应做排尿期膀胱-输尿管反流检查。

6.诊断

尿道感染的诊断，常不能单纯依靠临床症状和体征，而要依靠实验室检查，特别是细菌学检查。凡是有真性细菌尿者，均可诊断为尿道感染。

真性细菌尿是指：

①在排除假阳性的前提下，清洁中段尿细菌定量培养 > 105/mL；如临床上无症状，则要求两次细菌培养均为有意义的细菌尿，且为同一菌种。

②膀胱穿刺尿细菌定性培养有细菌生长，但女性有明显尿急、尿频、尿痛，且尿白细胞计数增多，便可疑为尿感，如尿细菌定量培养≥102/mL，且为尿感常见致病菌则可拟诊为尿感。

7.尿感的定位诊断

真性细菌尿可确立尿路感染的诊断，但病变的部位是在上尿路（肾盂肾炎）还是下尿路（膀胱炎）需要进一步确定，即进行尿感的定位诊断。

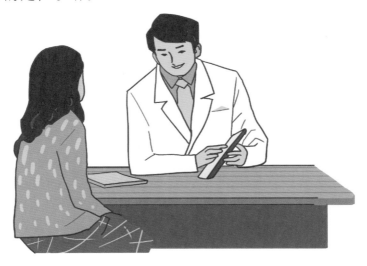

(1)根据临床表现定位

临床上，如患者发热>38.5 ℃，有明显腰痛和肾区叩痛，血白细胞计数增加者，常为急性肾盂肾炎的特征。但不少肾盂肾炎没有上述典型表现，故妇女如仅有膀胱炎症状者，可先给3 d抗菌疗法，如能治愈，则常为膀胱炎，如复发，则多为肾盂肾炎。

(2)根据实验室检查定位

①直接定位法：直接法中，输尿管导管法准确性较高，但必须通过膀胱镜检查，故为创伤性检查法而不常用。Fairley 教授的膀胱冲洗灭菌后尿培养法准确度大于90%，且简便易行，临床上较为常用。如为膀胱炎，经灭菌后细菌培养应为阴性。如为肾盂肾炎，则仍为阳性，且菌落数递次上升。

②尿酶测定：有报道肾盂肾炎中约有25%的患者尿中乳酸脱氢酶（LDH）高于下尿路感染者。肾盂肾炎时尿中的N-乙酰-β氨基葡萄糖苷酶高于下尿路感染者，由于此酶存在于肾小管的上皮细胞内。但是这些酶的定位作用有限，到目前为止能作为泌尿道感染的定位诊断的尿酶仍在研究中。

③尿抗体包裹细菌分析：以往认为来自肾脏的细菌包裹着抗体，而来自膀胱的细菌不被特异性的抗体包裹。但某些前列腺炎、膀胱炎及大量蛋白尿的患者可出现假阳性结果。由于该方法敏感性和特异性均不理想，不能作为上下尿路感染的鉴别依据。

④尿β_2微球蛋白测定也有助于鉴别上、下尿路感染，上尿路感染易影响肾小管对尿中蛋白质的再吸收，尿β_2微球蛋白升高，而下尿路感染尿β_2微球蛋白只有少数患者升高。据统计，肾盂肾炎时尿β_2微球蛋白阳性率82%，膀胱炎时仅为9%。

(3)尿路X射线检查

由于急性泌尿道感染本身容易产生膀胱-输尿管反流，故静脉或逆行肾盂造影宜在感染消除后4~8周后进行。急性肾盂肾炎以及无并发症的复发性泌尿道感染并不主张常规做肾盂造影。

对慢性或久治不愈患者，视需要分别可做尿路平片、静脉肾盂造影、逆行肾盂造影、排尿时膀胱输尿管造影，以检查有无梗阻、结石、输尿管狭窄或受压、肾下垂、泌尿系先天性畸形以及膀胱输尿管反流现象等。此外，还可了解肾盂、肾盏形态及功能，与肾结核、肾肿瘤等鉴别。慢性肾盂肾炎的肾盂可有扩张及瘢痕性畸形。肾血管造影可显示慢性肾盂肾炎的小血管有不同程度的扭曲。必要时可作肾 CT 扫描或核磁共振成像扫描，以排除其他肾脏疾病。

8.鉴别诊断

尿路感染须与下列疾病鉴别。

①慢性肾盂肾炎

需与反复再发性尿感鉴别。慢性肾盂肾炎的诊断，必须行影像学检查，表现为局灶粗糙的肾皮质瘢痕，伴有相应肾盏变形。否则尿感病史虽长，也不能诊断为本病。本病常有一般慢性间质性肾炎的表现，并有间歇的尿感发作病史。非复杂性尿感极少发生慢性肾盂肾炎，在尿路有功能性或器质性梗阻时，才会发生。尿路功能性梗阻常见于膀胱-输尿管反流，而器质性梗阻多见于肾结石。

②肾结核

本病尿频、尿急、尿痛更突出，一般抗菌药物治疗无效，晨尿培养结核分枝杆菌阳性，尿沉渣可找到抗酸杆菌，而普通细菌培养为阴性。结核菌素试验阳性，血清结核菌抗体测定阳

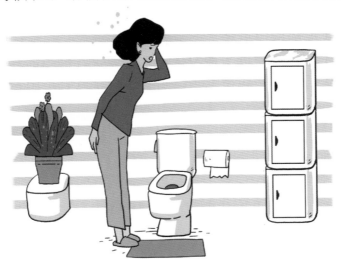

性。静脉肾盂造影可发现肾结核X射线征，部分患者可有肺、附睾等肾外结核，可资鉴别。但要注意肾结核常可与尿感并存。尿感经抗菌药物治疗后，仍残留有尿感症状或尿沉渣异常者，应高度注意肾结核的可能性。

③尿道综合征

患者虽有尿频、尿急、尿痛，但多次检查均无真性细菌尿，可资鉴别。尿道综合征分为：

◆**感染性尿道综合征**。最常见，患者有白细胞尿，是一种性病，患者常有不洁性交史。是由沙眼衣原体、淋球菌或单纯疱疹病毒引起。如沙眼衣原体检查阳性，夫妇同时给予米诺环素（二甲胺四环素）0.1g，2次/d，治疗2周，会取得疗效。

◆**非感染性尿道综合征**。较少见，无白细胞尿，病原体检查也阴性，其病因未明，有学者认为可能是焦虑性精神状态所致。

9.无症状细菌尿

部分患者无尿路感染症状，但尿培养菌落数在10^5CFU/mL以上，称为无症状性细菌尿，也称为隐匿性细菌尿。其细菌来自肾脏或来自膀胱。无症状性细菌尿比有症状者发病率要高，在16~65岁的女性中发病率均为4%，男性为0.5%。

无症状性细菌尿是一种隐匿经过的尿感类型，在漫长的病程中，可以间歇地发生急性有症状的尿路感染。据有关资料统计，无症状性细菌尿约半数有发展成症状性尿路感染的可能。

无症状性细菌尿患者是否一概都需要治疗，目前仍有争论。一般认为，**如出现有以下情况者**，则需要进行恰当的治疗。

(1)伴有较明显的脓尿者，因为脓尿表示已有组织损害。

(2)有发热、尿频、尿急及尿痛等急性尿感症状者。

(3)学龄前儿童发生无症状性细菌尿，要认真处理。因婴幼儿的肾脏处于生长发育时期，很容易受感染的损害，而引起肾组织瘢痕。

(4)妊娠期妇女患本病的发病率为82%，而在这些无症状细菌尿的孕妇中，有50%是肾盂肾炎，在长期的病程中可间歇性地发生急性尿感，这与流产以及胎儿畸形有一定关系，并可增加早产的发生率。从这个比例来看，希望患者不要掉以轻心。

(5)有尿路梗阻或畸形者。

上述病情的治疗方法与急性尿感相同。

最近认为，没有必要对成年患者，特别是青年患者常规做尿路感染的筛选检查，也没有必要用抗菌药物治疗这些人的无症状性细菌尿。但是，对于儿童和孕妇的无症状性细菌尿，如果不立即进行治疗，其预后多不良。

无症状性细菌尿另一个演变就是导致尿路结石的生成，特别是变形杆菌、部分葡萄球菌和粪链球菌感染的患者，因这些细菌含有的尿素分解酶，可使尿中的尿素分解，释放出氨，使尿液 pH 增高，结果使钙、铵、镁、磷盐沉淀，导致结石的生成。结石形成就使尿路感染的复发率大大增加，导致治疗的困难。

10.治疗

(1)一般处理

①注意休息：急性感染期，患者尿路刺激症状明显，或伴发热，应卧床休息，待体温恢复正常后可下床活动。一般急性单纯性膀胱炎休息 3~5 d，肾盂肾炎休息 7~10 d，症状消失的可恢复工作。慢性患者亦应根据病情适当地休息，防止过度疲劳后，机体免疫力低下而造成再感染。

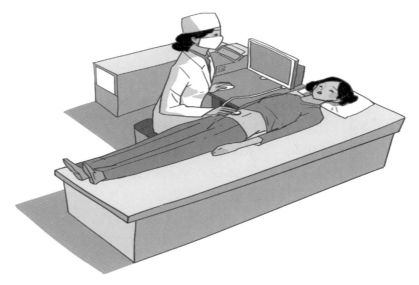

②饮食与饮水：根据患者身体情况，给予营养丰富的流质或半流质食物。高热、消化道症状明显者应静脉补液以保证足够热量。增加饮水量，保证体液平衡并排出足够尿量，每日尿量应该在 1 500 mL 以上，必要时静脉输液以补充液体量，使尿路得到冲洗，促进细菌及炎性分泌物加速排出，而且可以降低肾髓质及乳头部的高渗状态，不利于细菌的生长繁殖。

③对症治疗：对高热、头痛、腰痛、便秘等症状给予对症处理，如给予清热镇痛，通便缓泻药。小腹有痉挛性疼痛时可给予阿托品等抗胆碱药物解痉止痛。碱性药物，如碳酸氢钠、枸橼酸钠等，也能减轻尿路刺激症状。

(2)抗菌治疗

在没有药物敏感试验结果时，应选用对革兰氏阴性杆菌有效的抗菌药物。急性膀胱炎仅要求达到抗菌药物尿浓度高便可。肾盂肾炎是肾实质疾病，除尿外，血浓度也需高，而且，最好能用杀菌药。

①尿感疗效的评定标准：

◆**见效**：治疗后复查细菌尿阴转。

◆**治愈**：完成抗菌药物疗程后，细菌尿阴转，在停止抗菌药物后 1 周和 1 个月再追踪复查 1 次，如没有细菌尿，或虽有细菌尿，但仅为重新感染，则可认为原先的尿感已治愈。

◆**治疗失败**：在治疗后仍持续有细菌尿或复发，应根据尿感的部位和类型分别给予不同的治疗。

②急性膀胱炎

◆**初诊用药抗菌药物短期疗程对非复杂性膀胱炎通常能治愈**。可用 3 d 疗法：用药 3 d，给予甲氧苄啶（TMP）0.1 g，2 次/d，或氧氟沙星 0.2 g，2 次/d，或环丙沙星 0.25 g，2 次/d，或复方磺胺甲噁唑（每片含 SMZ 0.4 g，TMP 0.08 g）2 片，2 次/d。为了确知细菌尿是否已治愈，患者应于疗程完毕后 1 周复查尿细菌定量培养。用 3 d 疗法，约 90% 尿感可治愈。但应指出在男性患者、孕妇、复杂性尿感，或拟诊为肾盂肾炎者均不宜用 3 d 疗法。

◆**复诊时处理**：停服抗菌药物 7 d 后，复诊时患者可能表现为下述两种情况。

▶**患者已没有尿急、尿频、尿痛，但仍需做清洁中段尿细菌定量培养。**

●结果如为阴性，则表示患者原先患的是细菌性急性膀胱炎，且已治愈。复发绝大多数发生于停药 7 d 后，也有少数病例可在停药后 7 d 至 1 个月之间才复发。因此，最好在 1 个月后再复诊 1 次。

●如果清洁中段尿细菌培养的结果是 ≥105/mL 且为同样的细菌，则为尿感复发，患者患的是肾盂肾炎，这时，应给予 14 d 抗菌药物疗程，并按致病菌的药敏结果选用抗菌药物。

▶**如复诊时仍有尿急、尿频、尿痛症状，则需要作清洁中段尿细菌定量培养和尿常规。**

●如仍有细菌尿且有白细胞尿，可诊断为症状性肾盂肾炎。如经 14 d 抗菌药物治疗，仍未能使细菌尿转阴，必须按药敏结果选用强有力的抗生素，使用允许范围内的最大剂量，口服治疗 6 周；同时，应作 IVP 检查，以了解尿路有无解剖上的异常，如果有（如尿路结石）则应设法解除，否则肾盂肾炎极难治愈。

●如已无细菌尿，但患者仍有白细胞尿，则可能为感染性尿道综合征。

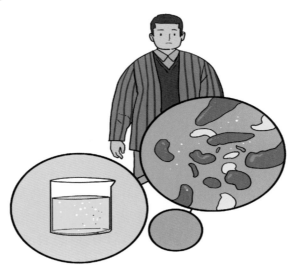

●如患者没有细菌尿，也没有白细胞尿，但仍有尿频和排尿不适，则很可能为非感染性尿道综合征。

③再发性尿路感染的处理

再发性尿路感染是指尿感经治疗后，细菌尿转阴，但以后再次发生细菌尿。再发可分为复发和重新感染。

复发是由原先的致病菌再次引起尿感，通常是在停药1个月内发生。重新感染则是另外一种新的致病菌侵入尿路引起的感染。是否为同一种致病菌，可由尿细菌的种类和菌株来确定，而菌株可由细菌的血清型来鉴别。如无条件测定，临床上可用下述方法推断：重新感染者致病菌的药敏试验的耐药谱，与上次致病菌不相同，且常于停用抗菌药物后1个月以后才发病。对于再发的尿感（再发包括复发和重新感染）来就诊者，应予以抗菌药物3 d疗法（如上述），在疗程完毕后7 d复查。

◆如症状消失，细菌尿转阴，没有白细胞尿，则可认为尿感治愈，并说明此次尿路感染的再发是重新感染，而不是复发。事实上，重新感染占尿感再发的80%。重新感染表示尿路防御能力差，并不是治疗不当引起的，故对常再发者（平均每年发作超过3次）应考虑用长疗程低剂量预防性治疗。可用药物有TMP 50 mg、呋喃妥因 50 mg，氧氟沙星 100 mg、或复方磺胺甲唑半片等。通常使用半年，如停药后仍频繁再发，则再给予此疗法1~2年或更长治疗时间。

◆如3 d疗法治疗失败，复查时仍有细菌尿，甚至有白细胞尿和尿频、尿急、尿痛症状，且之前治疗所用抗菌药物对致病菌敏感，则此次是复发，且为肾盂肾炎，应按药敏选用有效的强有力的杀菌性抗菌药物，在允许的范围内用最大的剂量，治疗6周，希望能达到治愈。如治疗失败，可考虑延长疗程或改为注射用药。复发者应作IVP等检查尿路有否异常。

④妊娠期尿路感染

宜选用毒性较小的抗菌药物，如阿莫西林、呋喃妥因或头孢菌素类等。四环素类、氯霉素、喹诺酮类不宜使用，复方磺胺甲噁唑、氨基糖苷类慎用。孕妇的急性膀胱炎可用阿莫西林 0.25 g，每8 h一次或头孢拉定 0.25 g，4次/d，共服用7 d。治疗后要复查以证实治愈。以后，每个月要做尿细菌培养，直至分娩。孕妇急性肾盂肾炎应静脉滴注抗生素治疗，可用半合成广谱青霉素或第三代头孢菌素。在妊娠中反复发生尿感者，可用呋喃妥因作长疗程低剂量抑菌治疗。

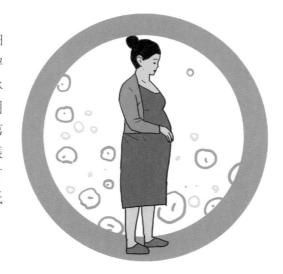

⑤**男性尿路感染**

男性 50 岁以后，由于前列腺增生，易发生尿路感染，可用氧氟沙星 0.2 g，2 次/d，疗程为 14 d。50 岁以前男性尿路感染少见，常伴有慢性细菌性前列腺炎。可用环丙沙星或复方磺胺甲噁唑治疗 12~18 周。治疗后仍有不少患者会再发。再发者给予上述同样的治疗。常再发者可用长疗程低剂量抑菌疗法（如上述）。

⑥**留置导尿管的尿路感染**

使用导尿管引起尿感是医院内获得性感染的最常见原因，不是必须时不宜行导尿，如行留置导尿应可能短期内拔除。医务人员在插导尿管时要严格注意无菌操作，要由有经验的护士照料留置的导尿管。必须使用无菌的密闭引流系统。即便如此，多数患者 2 周后仍会发生细菌尿。如患者有尿路感染症状，应立即给予强有力的抗菌药物治疗，并及时更换导尿管，必要时考虑改变引流方式，如改为间歇导尿或耻骨上膀胱造瘘引流。如患者没有尿路感染症状，而仅有无症状细菌尿，可暂不治疗，等到导尿管拔除后再治疗。如给予治疗不但疗效差，且易导致耐药菌株感染。

⑦**无症状细菌尿**

妇女无症状细菌尿无须治疗，因长期观察未见不良后果；但妊娠妇女的无症状细菌尿必须治疗，因治疗对于保护母亲（后期会发生急性肾盂肾炎，且发生子痫的危险性增加）和胎儿

（出生后体重不足或早产）都有好处。其治疗与前文的妊娠期尿路感染相同，如经治疗后仍有细菌尿，则应进行长疗程低剂量抑菌疗法。学龄前儿童的无症状细菌尿，要予以治疗。老年人无症状细菌尿不予治疗，因治疗与否与寿命无关。肾移植、尿路梗阻及其他尿路有复杂情况者，应予口服有效抗菌药物7 d。如治疗失败，则不再治疗，但应继续随访。如有必要，可继续给予治疗4周。

11.尿路感染的预防

(1)坚持每天多饮水，2~3 h排尿一次，以冲洗膀胱和尿道，避免细菌在尿路繁殖，这是最实用而有效的方法。

(2)经常注意会阴部的清洁卫生，减少尿道口的感染机会。女性患者在月经、妊娠和产褥期，特别要注意预防。

(3)应尽量避免使用尿路器械，必须使用时宜服用抗菌药以预防感染。

(4)在留置导尿管的前3 d，给予抗菌药可延迟尿感的发生，但3 d以后则虽服抗菌药也无预防作用。

(5)与性生活有关的反复发作的尿感，于性生活后立即排尿，并按常用量内服1个剂量的抗菌药作预防，有效率可达80%。

(6)女性尿感反复发作，可能与其配偶的包皮过长藏污垢有关，应劝其配偶进行治疗。对于更年期后的女性还可以使用内服或外用的雌激素也会减少感染

(7)对于尿感发作较频的妇女，即使其症状发作与性生活关系不大，也可每夜服1个剂量的抗菌药物作预防。预防性抗菌药常选用磺胺甲噁唑（复方新诺明）、呋喃妥因、阿莫西林或头孢菌素等。

肾盂肾炎

肾盂肾炎是由各种致病微生物直接侵袭所引起的肾盂肾盏黏膜和肾小管肾间质感染性炎症。肾盂肾炎又称上尿路感染，可分为急性肾盂肾炎与慢性肾盂肾炎两种。

1.临床表现及诊断

(1)急性肾盂肾炎

本病可发生于各种年龄，但以育龄妇女最多见，起病急骤，主要症状：高热、寒战，体温多在 38～39℃ 之间，也可高达40℃。伴头痛、全身酸痛。腰痛，多为钝痛或酸痛，程度不一，少数有腹部绞痛，沿输尿管向膀胱方向放射，体检时在上输尿管点（腹直肌外缘与脐平线交叉点）或肋腰点（腰大肌外缘与第12肋交叉点）有压痛，肾叩痛阳性。患者常有尿频、尿急、尿痛等膀胱刺激症状。可有食欲缺乏、恶心、呕吐，个别患者可有中上腹或全腹疼痛。儿童患者的泌尿系症状常不明

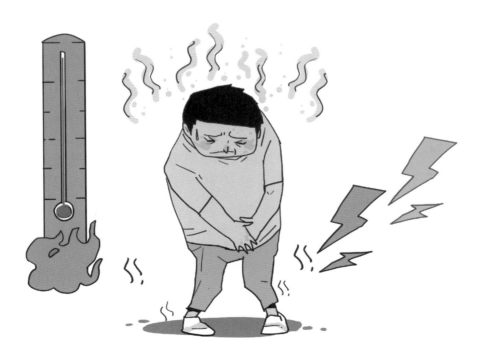

显，起病时除高热等全身症状外，常有惊厥、抽搐发作。

(2)慢性肾盂肾炎

症状较急性期轻，有时可表现为无症状性细菌尿。半数以上患者有急性肾盂肾炎病史，其后有乏力、低热、厌食及腰酸腰痛等症状，并伴有尿频、尿急、尿痛等下尿路刺激症状。急性发作表现也时有出现。以往将病程超过半年或 1 年者为慢性肾盂肾炎，近年来，提出肾盂肾盏有瘢痕形成，静脉肾盂造影见到肾盂肾盏变形、积水、肾外形不光滑，或两肾大小不等才称慢性肾盂肾炎。可有肾小管功能损害，如浓缩功能减退，低渗、低密度尿，夜尿增多及肾小管性酸中毒等。

2.病理改变

(1)急性肾盂肾炎病变可为单侧或双侧，局限或广泛，可轻可重，轻者仅累及肾盂黏膜。重者肾脏肿大，切面可见黏膜充血溃疡，小脓肿形成。如伴梗阻，则肾盏增宽，少数严重患者，其肾乳头及锥体部可见坏死，坏死组织随尿液排出称坏死性乳头炎，镜下可见肾间质水肿，中性粒细胞浸润。

(2)慢性肾盂肾炎肾盂及肾盏有慢性炎症表现。肾盂扩大、畸形，肾皮质及乳头部有瘢痕形成，肾脏较正常缩小，两侧病变常不对称，肾髓质变形，肾盂肾盏黏膜及输尿管管壁增厚，严重者肾实质广泛萎缩。

3.鉴别诊断

(1)急性肾盂肾炎

急性肾盂肾炎一般有典型症状和尿液异常表现，诊断不难。但需与急性下尿路特感染别是膀胱炎相鉴别，因两者治疗原则不同，预后也不同，下述可资鉴别：

①尿中抗体包裹细菌检查阳性者，多为肾盂肾炎。阴性者多为膀胱炎；

②膀胱灭菌后的尿标本细菌培养阳性者为肾盂肾炎，阴性者多为膀胱炎；

③参考临床症状，有发热（＞38℃）或腰痛，肾区叩击痛或尿中有白细胞管型者，多为肾盂肾炎；

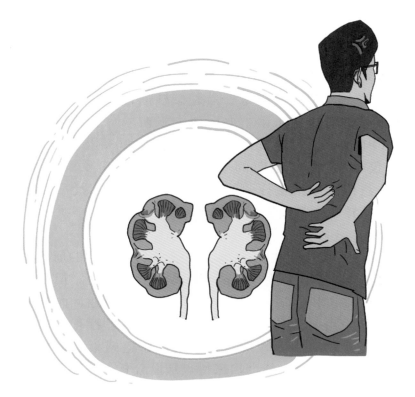

④经治疗症状消失后，6周内复发者多为肾盂肾炎，抑或经单剂量抗菌药物治疗无效或复发者多为肾盂肾炎。

如仅有高热而尿路症状不明显者，应与各种发热疾病相鉴别。腹痛、腰痛明显者要与胆囊炎、阑尾炎、盆腔炎、肾周脓肿等鉴别，一般经多次小便检查后即能明确诊断。

(2)慢性肾盂肾炎

慢性肾盂肾炎的泌尿道症状不明显，尿常规无明显改变或尿液异常间歇出现，易被误诊。在女性，凡有不明发热、腰酸、乏力、轻度泌尿道症状者应考虑本病的可能性。须反复检查尿常规及培养来寻找证据，伴高血压的慢性肾盂肾炎需与高血压病鉴别。此外，尚需与下列疾病鉴别。

①肾结核

泌尿道生殖道结核常同时伴发，它是最常见的肺外结核，多为血行性感染，急性期有发热（低热）、盗汗、乏力、腰痛、尿频、尿急、尿痛、血尿等症状，约20%病例可无临床表现，又称寂静型尿感。数年后肾实质破坏，结核的肉芽肿，干酪样变先累及髓质，乳头区，继而乳头坏死，肾盂肾盏变形，皮质变薄，偶可累及肾周围组织，后期肾功能受损，膀胱挛缩。肺部X线检查，前列腺、副睾、盆腔结核的检查有助于此病的诊断。尿液检查有血尿（镜下血尿或肉眼血尿）、脓尿，阳性皮肤试验（PPD），尿结核培养，检出率高达90%以上，而静脉肾盂造影仅能发现较晚期的病例，近年来，多聚酶联反应（PCR）法检测尿结核杆菌的脱氧核糖核酸已广泛应用于诊断中，具有特异性，阳性率高达95%。

②慢性肾小球肾炎

如有水肿、大量蛋白尿则鉴别不难。肾盂肾炎的尿蛋白量一般在1~2 g/d以下，若大于3 g则多属肾小球病变。但本病与隐匿性肾炎较难鉴别，后者尿常规中有较多红细胞，而肾盂肾炎则以白细胞为主。此外，尿培养，长期观察患者有无低热、尿频等症状也有助鉴别。晚期肾炎继发泌尿道感染，鉴别困难，此时可通过详细病史，结合临床特点加以分析。

③前列腺炎

50岁以上的男性因有前列腺增生，肥大，留置导尿管、膀胱镜检等易得此病。急性前列腺炎除畏寒发热，血白细胞计数总数升高外，腰骶和会阴部疼痛，尿频、尿痛，尿液检查有脓细胞。慢性前列腺炎除尿检异常外临床症状多不明显。前列腺按摩得到的前列腺液检查，白细胞数 > 10个/HP，B超检查前列腺有助于鉴别诊断。

4.治疗

(1)一般治疗

目的在于缓解症状，防止复发，减少肾实质的损害。应鼓励患者多饮水，勤排尿，以降低髓质渗透压，提高机体吞噬细胞功能，冲洗掉膀胱内的细胞。有发热等全身感染症状应卧床休息。服用碳酸氢钠1g，3次/d，可碱化尿液，减轻膀胱刺激刺激症状，并对氨基糖苷类抗生素、青霉素、红霉素及磺胺等有增

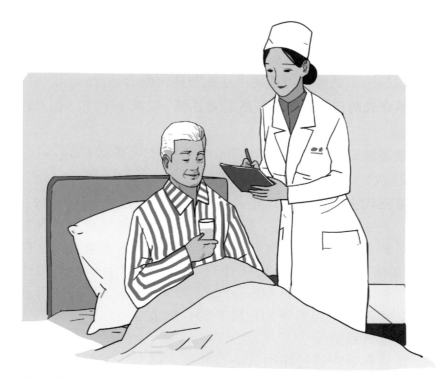

强疗效作用，但可使四环素、呋喃妥因的药效下降。有诱发因素者应治疗，如肾结石、输尿管畸形等。抗感染治疗最好在尿细菌培养及药物敏感试验下进行。

(2)抗菌治疗

①急性肾盂肾炎

◆**轻型急性肾盂肾炎**：经 3 d 法治疗失败的尿感，或有轻度发热和/或肋脊角叩痛的肾盂肾炎，宜口服有效抗菌药物 14 d 疗程，常用的抗菌药物如 3 d 疗法所述，以喹诺酮类药为首选。一般用药 72 h 即显效，如有效则不需按药敏试验换药，因体内药物敏感试验最准确。如未显效，应按药敏更改抗菌药物。

◆**中等度严重的急性肾盂肾炎**：体温 > 38.5 ℃，血白细胞计数升高等全身感染中毒症状较明显者，宜静脉输注抗菌药物。宜口服有效抗生素 2 周。常用的抗生素为甲氧苄啶+磺胺甲噁唑、新一代喹诺酮类、阿莫西林等。

◆**重症急性肾盂肾炎**：有寒战、高热、血白细胞计数显著增高、核左移等严重的全身感染中毒症状，甚或出现低血压、呼吸性碱中毒，疑为革兰氏阴性细菌败血症者，这些患者多是复杂性肾盂炎，致病菌常为需氧革兰氏阴性杆菌，在未能获得致病的药物敏感试验结果之前，可选用下述抗菌药物联合治疗：

▶**半合成的广谱青霉素**：本品毒性低，如哌拉西林 3 g，每 6 h 静滴 1 次；

▶**氨基糖苷类抗生素**：如妥布霉素或庆大霉素 1 mg/kg，每 8 h 静滴 1 次；

▶**第三代头孢菌素类**：较常用的是头孢曲松钠 1 g，每 12 h 静滴 1 次，或头孢哌酮钠 2 g，每 8 h 静滴 1 次。通常使用一种氨基糖苷类，再加一种半合成广谱青霉素或第 3 代头孢菌素类。后两者和氨基糖苷类联用，有协同作用。如未能排除革兰氏阳性球菌感染，可加用氨苄西林 30 mg/kg，每 6 h 静滴 1 次。患者退热 72 h 后，可改用口服有效的抗菌药物，完成 2 周疗程。

②**慢性肾盂肾炎**

反复发作者应通过尿细菌培养并确定菌型，明确此次再发是复发或重新感染。

◆**复发**：指治疗后菌株转阴性，但在停药后的 6 周内再发，且致病菌和先前感染的完全相同。

◆**复发的常见原因**：

▶尿路解剖上或功能上异常，引起尿流不畅。可通过静脉肾盂造影或逆行肾盂造影以明确，如有明显解剖异常情况存在，需手术予以纠正。如果梗阻因素难以解除，则根据药敏选用恰当抗菌药治疗 6 周。

▶抗菌药选用不当或剂量和疗程不足，常易复发，可按药敏选择用药，治疗 4 周。

▶由于病变部位瘢痕形成，血流量差，病灶内抗菌药浓度不足，可试用较大剂量杀菌类型抗菌药治疗如头孢霉素、氨苄青霉素、羟苄青霉素等，疗程 6 周。

一年内如尿感发作在 3 次或 3 次以上的又称复发性尿感，可考虑长程低剂量治疗。一般选毒性低的抗菌药物，如复方磺胺

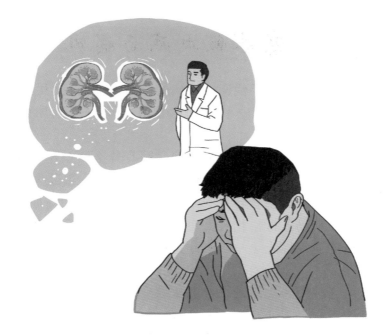

甲噁唑或呋喃妥因每晚一粒，服用1年或更长，约60%患者菌尿转阴。男性因前列腺炎引起复发者，宜同时治疗慢性前列腺炎，选用脂溶性抗菌药物如复方磺胺甲噁唑，环内沙星0.5g，2次/d。必要时手术切除病变（增生、肿瘤）的前列腺。

◆**再感染：**指菌尿转阴后，另一种与先前不同的致病菌侵入尿路引起的感染，一般在菌尿转阴6周后再发。妇女的尿感再发，85%是重新感染，可按首次发作的治疗方法处理，并嘱患者重视尿感的预防。同时应全面检查，有无易感因素存在，予以祛除。

5.预防

对慢性肾盂肾炎患者要增强体质，提高机体的防御能力。消除各种诱发因素如糖尿病、肾结石及尿路梗阻等。积极寻找并去除炎性病灶，如男性的前列腺炎，女性的尿道旁腺炎、阴道炎及宫颈炎。减少不必要的导尿及泌尿道器械操作，如必需保留导尿应预防性应用抗菌药物。与性生活有关的反复发作的尿感，应于性生活后即排尿，并内服一个剂量的抗菌药物。妊娠期及月经期更应注意外阴清洁。

三 高尿酸血症与痛风

糖尿病和痛风都属于代谢性疾病的范畴，前面我们已经了解了糖尿病的相关知识，这一节我们主要来认识一下高尿酸血症与痛风。

有的读者会问了，痛风与糖尿病之间有什么联系呢，我们为什么要在本书中专门花这样一个章节来讲痛风呢？通过大量临床观察，我们发现糖尿病患者容易同时合并痛风，这可能与糖尿病及痛风患者均存在胰岛素抵抗相关，更有学者认为可将高尿酸血症作为胰岛素抵抗的遗传标志之一。因此，糖尿病患者很有必要认识了解本病。

要认识这种疾病我们还得首先从嘌呤和尿酸说起，我们先来了解一下什么是嘌呤和尿酸。嘌呤是人体 DNA 和 RNA 的重要组成成分，嘌呤经过进一步分解代谢即产生尿酸，也就是说尿酸是嘌呤代谢的产物。

人体内嘌呤的来源分为内源性途径和外源性途径。内源性途径顾名思义就是指人体通过自身物质合成产生，外源性途径顾名思义是指通过将体外含有嘌呤的食物摄入体内形成。高尿酸血症是指血中的尿酸高于正常值，通常是指超过 $420 \mu mol/L$。

知道了什么是嘌呤和尿酸以及高尿酸血症，那么到底什么是痛风呢？他们之间有什么样的关系呢？所谓痛风是由于嘌呤代谢紊乱和（或）尿酸排泄障碍导致的一种疾病，以高尿酸血症为基础，同时伴有痛风性关节炎、痛风石甚至关节畸形等表现。

痛风也是一种古老的疾病，曾经好发于皇室贵族中，因此，也曾被称为"富贵病"。随着对痛风的不断认识，人们发现痛风与遗传、环境因素等有一定关系。痛风患者遍布世界各地，但各地的患病率有一定差异，一般男性患者多于女性，在我国，近 20 年来痛风的发病率呈上升趋势，需要引起注意。

1.痛风的病因有哪些呢？

主要可以分为：

(1)尿酸产生过多；包括摄入较多的嘌呤、体内产生的嘌呤过多等。

(2)尿酸排泄障碍，肾小球滤过的尿酸减少、肾小管分泌的尿酸减少、肾小管对尿酸的重吸收增多。

(3)上述两个因素同时存在。

2.得了痛风会有哪些临床症状呢？或者说我们可能会产生哪些不适呢？主要有以下几方面。

(1)关节疼痛：约有80%的患者可能会有关节不适，可以表现为：关节发红、关节肿胀、温度升高、疼痛、变形、畸形、僵直、活动受限，尿酸结晶沉积于关节及附近软骨，较多的尿酸结晶可导致皮肤破溃，破溃口可以见到白色粘稠液体流出，这些液体就是沉积的尿酸。

(2)痛风石：痛风的特征性表现就是痛风石，什么是痛风石

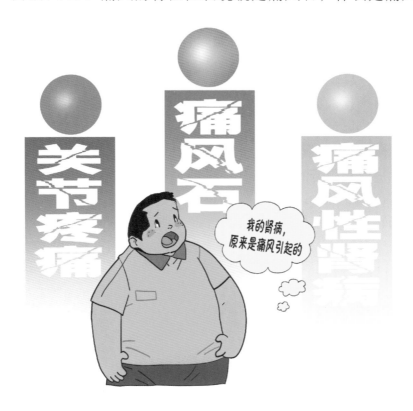

呢？通俗一点来讲，就是像字面上理解的那样，即为尿酸结晶沉积形成的小石头，这些小石头沉积在关节周围，可以突出于皮肤表面，也可在关节内沉积，造成不规则、不对称的关节增生，还可以引起骨和软骨的损伤。

(3)痛风性肾病：约有 1/3 的痛风患者会有肾脏的受累。通过前面的介绍我们知道尿酸可以沉积在关节周围，那么这里我面要讲的是尿酸还可以沉积在肾脏，造成肾脏的功能受到影响，这样尿酸就更加不易排出，造成恶性循环，严重者还可能进展为尿毒症。

达到什么样标准就可以判断我们是否得了痛风呢？一般认为凡是中年男性有肾脏疾病的表现同时有关节炎和尿路结石等要怀疑本病，测试血尿酸 > 416 μ mol/L、尿尿酸排出量 > 3.6 mmol/d，尿呈酸性（pH<6.0)、尿路结石为尿酸性结石时即可诊断。

得了痛风怎么办呢？不要急，首先要从饮食上进行调理，要避免进食含有嘌呤较高的食物，如：动物内脏、海鲜、豌豆、啤酒、浓汤等，同时要注意 B 族维生素和维生素 C 的补充，较胖的患者要注意减重，保持适当的体重，同时避免应用影响尿酸排泄的药物，如阿司匹林等。

对于尿酸较高的患者单纯饮食控制并不能达到理想的效果，还需药物进行干预，那么那些患者需要服用药物治疗呢？对于男性患者尿酸 >774 μ mol/L，女性尿酸 >595 μ mol/L需要进行药物干预。

3.降尿酸的药物有：

促进尿酸排泄的药物和抑制尿酸生成的药物，不同患者需根据个体情况选择药物。此外，多饮水，促进尿酸排泄或服用一些肾脏保护药物对患者也是有帮助的。

糖尿病与急性肾损伤

　　临床工作中，我们发现糖尿病患者特别容易发生急性肾功能损害（急性肾损伤），尤其是原来有慢性肾脏病基础的那些患者在血容量减少和感染时更容易出现。因此，我们就糖尿病与急性肾损伤的关系做简单介绍。

1.急性肾损伤和急性肾衰竭

　　急性肾衰竭是指数小时至数日内发生的肾小球滤过率突然下降，导致含氮（如尿素、肌酐）和非含氮代谢废物在血液中堆积，从而引起的一种临床综合征。过去关于急性肾衰竭的概念和定义多种多样，在文献中大约有 35 种不同的诊断标准。多数学者认为目前对于急性肾衰竭的早期诊断、干预及重视不够。因为，大量临床研究显示肾功能轻度损伤即可导致发病率及病死率的增加。因此，目前国际肾脏病和急救医学界趋向将急性肾衰竭改称为急性肾损伤，期望尽量在急性肾衰竭的早期被识别，以便及早干预。

2.急性肾损伤的定义及诊断标准

　　急性肾损伤定义为：不超过 3 个月的肾脏功能或结构方面的异常，包括血、尿、组织检测或影像学方面的肾损伤标志物的异常。目前，急性肾损伤的诊断标准为：肾功能的突然减退（在 48 h 内）。表现为血肌酐升高绝对值 $\geqslant 26.4\,\text{mmol/L}$（$\geqslant 0.3\,\text{mg/dL}$）；或血肌酐

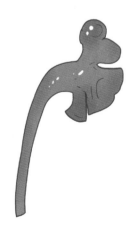 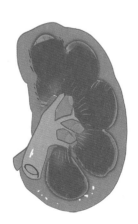 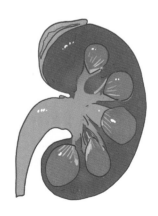

较基础值升高 ≥50%；或尿量减少（尿量 <0.5 mL/（kg·h），时间超过 6 h）。2002 年，急性透析质量指导组制订了急性肾损伤的"RIFLE"分层诊断标准，将急性肾损伤分为如下 5 级：风险期（R）、损伤期（I）、衰竭期（F）、失功能期（L）及终末期肾病期（E）。

3.糖尿病患者急性肾损伤的常见原因

(1)糖尿病性酮症酸中毒

指糖尿病患者在各种诱因的作用下，胰岛素明显不足，生糖激素不适当升高，造成的高血糖、高血酮、酮尿、脱水、电解质紊乱、代谢性酸中毒等病理改变的综合征。

糖尿病性酮症酸中毒患者发生急性肾损伤的常见原因为：

◆**高血糖：**由于酮症酸中毒时葡萄糖、酮体等排除，出现渗透性利尿，引起严重脱水，丢失电解质，当脱水严重，循环衰竭时可引起急性肾损伤。

◆**酸中毒：**由于严重脱水及血粘度增高，常引起肾血流量及肾小球滤过率降低致暂时性的肾损伤。

◆**感染：**严重感染可致循环障碍，有效循环血量减少，从而导致肾血流减少，肾小球滤过率降低，引起少尿或无尿，发生急性肾损伤。

◆**多脏器功能衰竭：**酮症酸中毒早期，由于葡萄糖利用失常，能量来源主要为游离脂肪酸及酮体，此两者对酮症酸中毒患者的脑功能有抑制作用，使脑处于抑制状态，晚期并发脑水肿，而使病情加重。同时酮症酸中毒本身可使心肌收缩力减弱，并使周围血管扩张，血液淤滞，有效血容量减少，从而诱发和加重心力衰竭，酮症酸中毒严重时可引发多脏器功能衰竭，而多脏器功能衰竭互为因果，进一步加重肾损伤。

(2)高渗性非酮症糖尿病昏迷

高渗性非酮症糖尿病昏迷（简称高渗性昏迷）是糖尿病急性代谢紊乱的另一临床类型，是因高血糖引起的血浆渗透压升高、严重脱水和进行性意识障碍、无显著的酮症酸中毒，常伴有不同程度的神经系统表现的临床综合征。多见于老年 2 型糖尿病患者，好发年龄为 50~70 岁，约有 2/3 患者于发病前无糖尿病史，或仅有轻度症

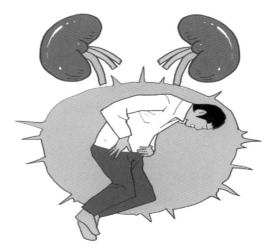

状。本病的病死率很高。

高渗性非酮症糖尿病昏迷患者发生急性肾损伤的原因：主要是高血糖使肾脏渗透性负荷增加，引起利尿脱水，肾血流量及肾小球滤过率急速降低，从而导致急性肾损伤。其次糖尿病并发症及合并感染等也促进急性肾损伤发生。另外，本病出现多脏器功能衰竭的概率较大，而多脏器功能衰竭互为因果，进一步加重肾损伤。

(3)造影剂应用

随着现代造影技术的广泛开展，造影剂的应用变得越来越普及，由造影剂造成肾损害的机会也越来越多，尤其是在糖尿病患者更易发生。近年来，糖尿病伴肾功能不全患者造影剂肾病发病率呈显著上升趋势。糖尿病患者容易合并血管病变，特别是晚期糖尿病患者血管硬化尤为严重。糖尿病患者肾小球滤过率在1.5～6.8 mg/dL时，造影剂肾病发病率为 8%～92%。

单纯患糖尿病（不伴肾功能异常）是否为造影剂肾病危险因素，认识并不统一。肾功能正常的糖尿病患者发生造影剂肾病者约16%，而对应的非糖尿患者群发病率只有1.5%。此外，肾功能正常的糖尿病患者造影后其肾小球滤过率水平较非糖尿患者群会有短暂升高。但是也有研究表明肾功能正常的糖尿病患者的造影剂肾病发病率并不增加。但无论上述认识统一与否，作为糖尿病的患者在使用造影剂时也应注意，防范于未然，避免肾脏的损害。

造影剂肾病的发病机制相当复杂，是多因素共同作用的结果。

目前，主要有两个学说：一是以肾脏内局灶性缺血为主的血液动力学改变，另一个是造影剂本身对细胞的毒性。当造影剂进入血管内时，肾血流量将产生双向改变，先出现短暂肾内血管扩张而导致血流量增加，继而出现持久的肾内血管收缩，最终导致肾小球滤过率下降。造影剂对细胞直接毒性主要是肾小管病变，对肾小球上皮细胞和足细胞无明显细胞毒性。

(4)肾乳头坏死

肾乳头坏死又称为坏死性乳头炎或肾髓质坏死，其本质是肾乳头及其邻近的肾髓质发生缺血性坏死。本病可发生在多种疾病，其中以糖尿病合并肾盂肾炎的发生率最高，占肾乳头坏死病因 50%～60%。肾乳头坏死复发的病例多数为糖尿病患者。一项静脉肾盂造影研究结果显示：在接受检查的 1 型糖尿病患者中，25% 有肾乳头坏死。肾乳头坏死的主要发病机制可能是各种病因所致的肾髓质血流量不足，导致缺血性坏死。

急性肾乳头坏死表现为寒战高热，肉眼血尿或不同程度血尿及脓尿，多伴有尿路刺激征和腰痛等急性肾盂肾炎的表现，如肾乳头坏死组织脱落或血块阻塞输尿管则引起绞痛及少尿甚至无尿，严重双侧广泛性肾乳头坏死者可出现急性肾损伤，病情进展迅速，预后差，患者多死于败血症或急性肾损伤的并发症，这类患者往往由于严重的全身情况而使局部症状不明显，尤当患者有糖尿病、尿路梗阻及心血管病变时，更不易及时诊断，临床上此型居多；亚急性者

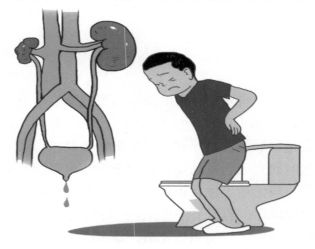

病情不如前者严重或迅速，病程较长，可达数周或数月，坏死的乳头脱落产生尿路梗阻，肾绞痛较多见，并有排尿困难等肾组织坏死、脱落、经过尿路的症状，以及少尿和急性肾损伤。

4.老年糖尿病患者易发生急性肾损伤的原因

老年糖尿病患者患病时间较长，往往并发多种疾病，病情稳定时期各器官处于代偿阶段，临床表现平稳，肾功能为正常或轻度损害，不易为临床医师发现，在应激等情况下，肾功能迅速衰竭，造成氮质血症和尿毒症。其原因可能为，老年糖尿病患者多存在凝血机制失调、血小板功能异常、血液流变学改变，组织缺氧等因素，这些均与肾功能的恶化有关。老年人肾脏随着年龄增大对药物和代谢产物的排泄时间延长。这增加了药物产生毒作用的可能性，特别是老年人患者有多种疾病，许多药物同时合用、长期使用会对肾功能造成不利影响。老年人肾功能随着年龄增大而减退，肾糖阈升高，尿糖已不能准确地反映代谢控制的程度，而老年糖尿病患者多采用尿糖监测，代谢紊乱程度较重，应激等因素时，急性肾损伤的死亡率高。据报道，血糖未控制的糖尿病患者处于免疫水平低下状态而易遭受各种感染。并发感染时，肾功能下降速度快，少尿期延长，预后较差。

5.糖尿病并发急性肾损伤的治疗原则

糖尿病患者一旦出现急性肾损伤，需住院治疗。治疗总的原则：积极控制原发病，维持体液平衡，纠正水电解质酸碱平衡紊乱，防治感染，营养支持，早期透析。

(1)记录24 h出入量，特别是尿量，最好留置导尿动态观察每小时尿量；开始至少每天一次血生化检查，特别注意血钾、血尿素氮、肌酐、二氧化碳结合力的动态变化；心电监护、观察血压、脉搏，注意有无心律失常。

(2)积极控制原发病是治疗关键。如控制血压、血糖等。

(3)保持体液平衡。少尿期限制入水量，成人每日补液量应为显性失水量+400～500 mL。

(4)多尿期应根据尿量、血电解质浓度，调整每日补液量及电解质。

(5)纠正电解质与酸碱平衡紊乱

①防治高钾血症：

◆限制含钾食物和药物的摄入。

◆治疗酸中毒。

◆10% 葡萄糖酸钙 10～20 mL，静脉缓慢注射。

◆按每2～4 g葡萄糖加胰岛素静脉滴注。

②纠正钠平衡紊乱：

◆体液过多，严格控制入液量。

◆有失钠，可适当补充钠盐。

③纠正酸中毒：若二氧化碳结合力（CO_2CP）< 在 10 mmol/L需静脉补碱。

(6)重症者或上述治疗无效者应尽早做血液透析治疗，可预防和减少各种并发症，降低死亡率，提高治愈率，透析疗法的指征：

①水钠潴留严重，如出现急性肺水肿和脑水肿等。

②电解质紊乱，尤其是高钾血症（血清钾 ≥ 6.5 mmol/L或心电图提示高钾）。

③高分解代谢型，每日尿素氮上升≥14.3 mmol/L，肌酐上升≥177 μmol/L。

④如果是非高分解代谢型，有少尿或无尿 2 d 以上，肌酐≥442 μmol/L，尿素氮 ≥ 21.4 mmol/L，肌酐清除率≤10（mL/min）/1.73 m²。

⑤尿毒症症状严重，如嗜睡、昏迷、抽搐、癫痫发作等。

(7)防治感染：感染可能是致急性肾损伤的原发病，也可能是急性肾损伤的并发症，是致死的重要因素，应选择强力、有效、对肾无毒性或毒性小的抗生素。

(8)营养支持：低蛋白［0.3～0.5 g/（kg·d）］，透析后可增加1 g/（kg·d）、高热量［240 kJ（50 kcal）/（kg·d）］、高维生素，辅以必需氨基酸。热量最好由消化道摄入，否则可采用静脉全营养疗法。